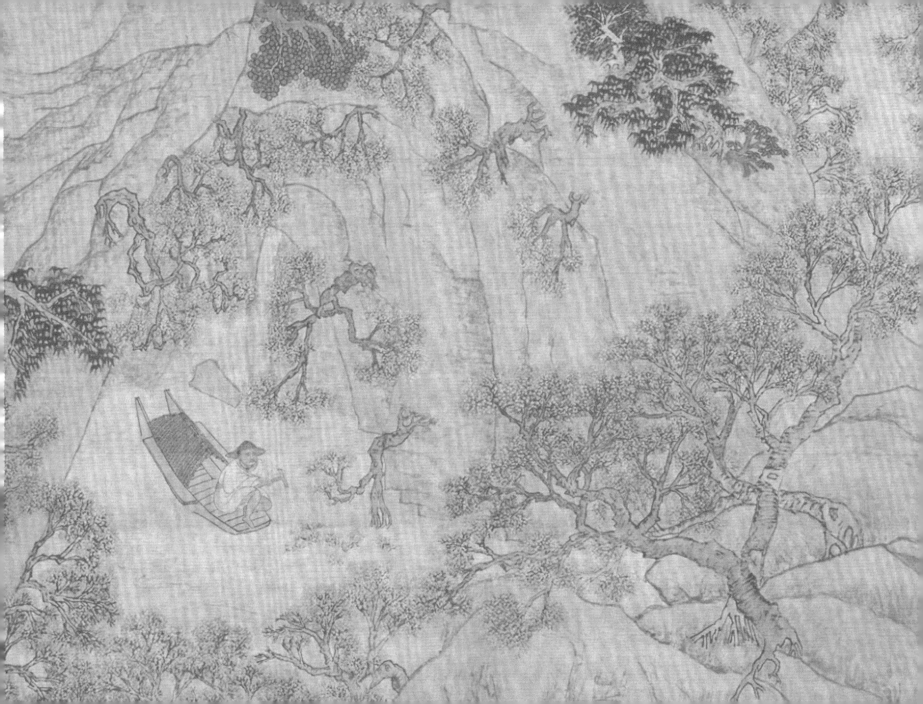

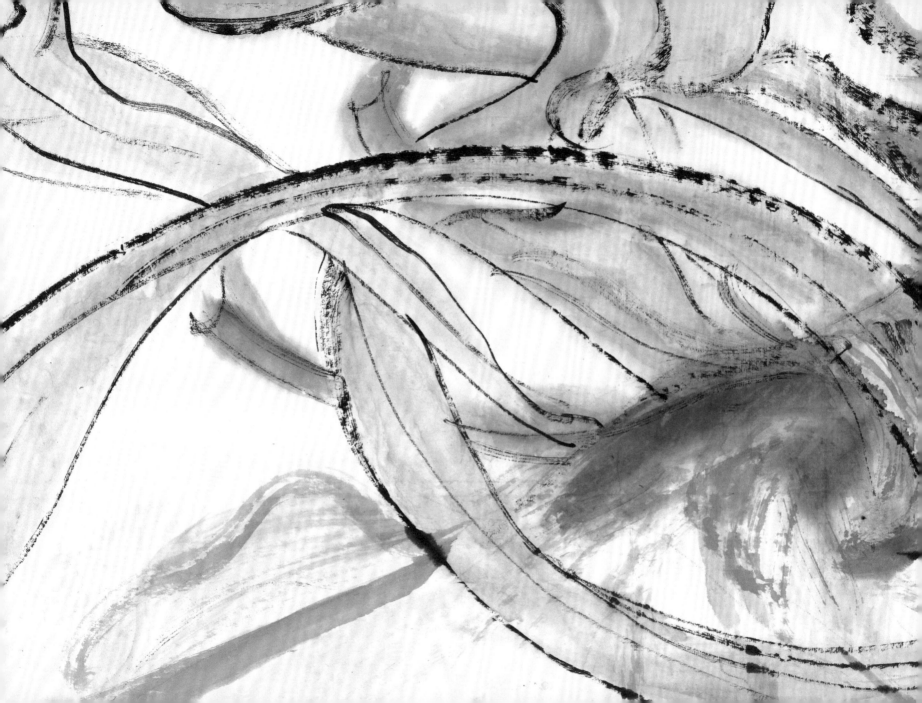

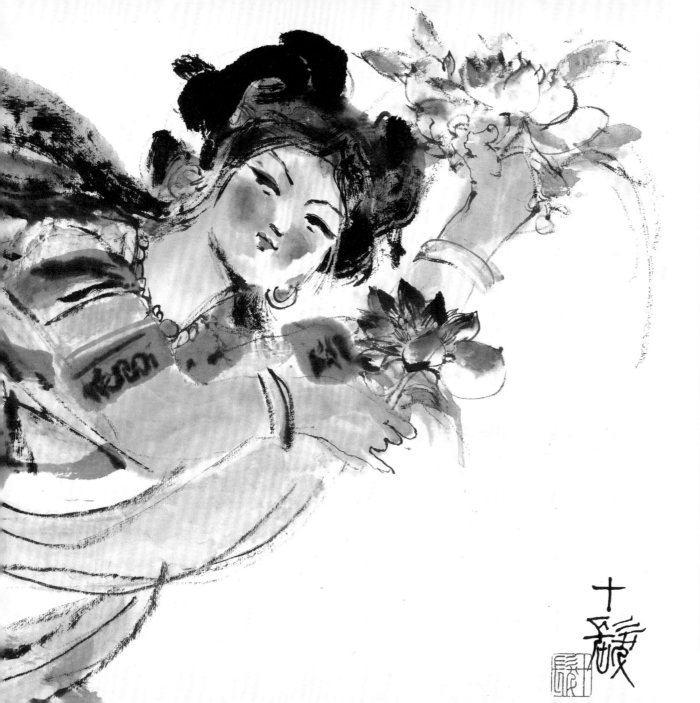

大师绘·中国经典名著

中國名醫傳奇故事

绘　画：程十发
　　　　程多多
撰　文：张载义
改　编：姜华

上海人民美术出版社

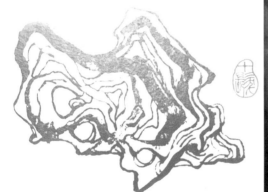

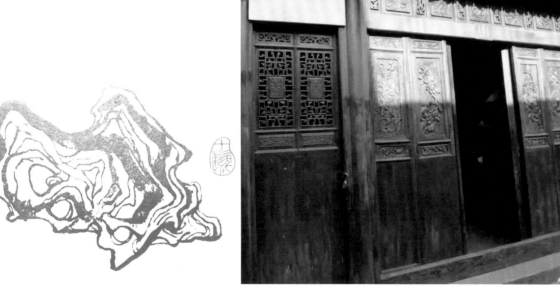

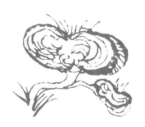

程十发祖居

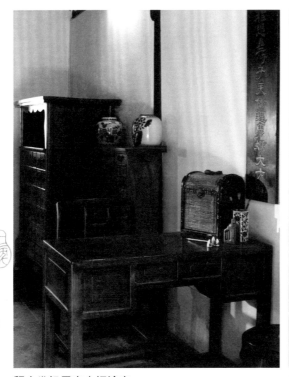
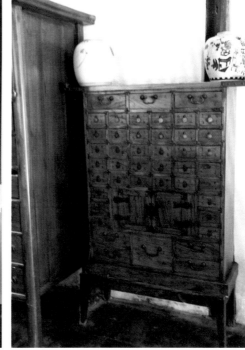
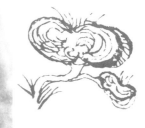

程十发祖居室内问诊室　　　　　　　　　程十发祖居药柜

中医世家程十发

蔡梓源

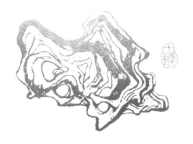

1945年的某个春日早晨，初起的阳光把西湖岸边的绿树新芽染上了金色，水鸟在湖上划开一道水纹，又猛地飞起，市声远远传来，一派生机勃勃。湖边闷坐着一个20岁出头、浓眉大眼的年轻男子，却丝毫不为春光所动，对着水面发呆，还不时叹息几声。除了脖子上缠着一大圈纱布，他倒也跟普通游客没啥区别，当然在这个钟点，湖边游人寥寥，要游览西湖的观光客们多半才刚起床呢。

一位老先生遛弯经过，瞟了一眼那孤零零的青年，又走出十几步路，想了想还是折返了回去，问到："年轻人，你是不是得了'瘰疬'（luǒ lì）啊？"青年收回茫然的目光，点点头，又摇摇头。"没事，让我看看。"老者揭开纱布仔细观察了一回，说，"嗯，你这病是挺难治的，但不要紧，我有个秘方可以治好。你的病好了以后，也不用感谢我，只要教给其他生同样病的人即可。"教授了秘方后，老者也不留下姓名，飘然而去。青年马上按照方子，焙烤海马成灰，外涂溃烂的地方，并和黄酒服下，果然没过两三天，伤口开始结痂，两个疗程后顽疾就痊愈了。

被那位古道热肠的老人解救的青年，正是后来享誉全国、名传海外的海派大画家、上海中国画院院长程十发先生。彼时的程十发刚毕业没多久，开了个人画展没成功，加上新婚要养家，对前途一片迷茫。在各种原因下，程十发突然患上了瘰疬病，现在叫"急性颈部淋巴结核病"，颈部伤口糜烂，试了各种医方都不见效，身体和精神上都苦不堪言。那年春天程十发到杭州投靠亲友无果，在西湖边独坐排遣郁闷，机缘巧合有了这次奇遇。

20世纪80年代起关于程十发的各种故事屡见报端，于是有不少人写信来询问治疗瘰疬的方法，程十发每信必复，在信中详细写下医方："未溃，用'榆末'调醋敷患处，做线香原料之一。已溃不收敛者，一个疗程（10天），用完整海马20只，在阴阳瓦上炙至灰存性（即成灰尚未变形），每晚临睡时用绍兴黄酒服两只。观其变化，有好转再服第二疗程。但还须请示医生，以上方子可供参考。"

说起来，程十发先生可是出生在中医世家。他的祖上原居皖南的新安，他的曾祖父程思斋主诊中医大方脉（即中医成人内科），在清同治年间（1862—1874）为避战乱，举家迁至枫泾落户，以开诊所行医为生。祖父程子美继承医业，积极参加乡里公益事业，曾担任枫泾北镇自治公所董事，出资聘请文人搜集材料编写《枫泾小志》。程家经常接济穷苦病人，在乡亲中口碑很好，于是他们把程家门前的小巷叫"太平坊"。

到了程十发的父亲程欣木这一辈，因祖父早亡，其父为继承祖业，沿江南水道西上，至浙江嘉善西塘镇，在老字号药铺钟介福堂做学徒，还在当地结识了嘉善姑娘丁织勤，并结为夫妇。

学医出师后，程欣木从枫泾镇举家搬到松江自办中医诊所，挂牌行医。因为当时乡村医生里能主诊中医大方脉的很少见，程欣木妙手回春的名声逐渐远播乡里，家中生活得到不少改善，还收了几个学徒一起帮忙。行医之余，程欣木还和当地的一些文人交游雅集，受到家里文艺环境的熏陶，小程潼（十发先生的本名）喜欢上了国画，常对着画谱在中药包装纸上涂涂画画。若不出意外，程潼长大了多半会成为一名著名的大夫，业余若有闲情就画上几笔。

但意想不到的变故发生了。1928年冬天，程欣木因为操劳过度得病过世，还不到50岁，留下了妻子和八岁的孩子。从此程家家道艰难，靠亲友资助和丁织勤卖膏药、帮人家洗衣服来养家。虽然丁织勤不识字，但是以前经常帮丈夫做助手，知晓不少药理，乡下农民烂脚、生疮的病人很多，母亲又有祖传治烂脚疮的秘方，所以还能维持生计。可是家里没有人正式地传授中医之道，在母亲坚持下，程潼完成了现代化学校教育，并且靠借债拼凑来的学费进入上海美术专科学校深造绘画，这也为后来程十发的海派大师之路奠定了基础。

虽然此后程十发专心致志在了绘画及相关艺术上，他的作品有脍炙人口的少数民族少女，群众喜闻乐见的连环画、年画、宣传画，根基传统又自出机杼的山水、人物、花鸟、书法，还有金石篆刻、装帧设计、文学研究、文艺理论、古迹鉴定、照相摄影等等，他都取得了不俗的成就，但是毕竟打小耳濡目染、家学渊源，加上难忘的人生经历，他始终对医道怀着深厚的感情。比如他画过好多次的《问药图》，塑造华佗、李时珍等历史上名医的

艺术形象时，很自然地融入了切身感受。1978年他画的《李时珍问药图》，后来获得了上海科普画展荣誉奖，画上神情专注、态度诚恳的医生向老农讨教，既是刻画李时珍，也寄托了自身的追求和理想。程十发用抄药方来练习书法，磨炼笔性，留下的书法作品里有一篇抄录了山阴李含章本《丸散膏丹集要》，内容为各种丸散的中药配方。他说："明末清初书法家当以傅青主为第一，余爱其书法，亦读其傅氏女科医书，其脉案亦具哲理，故书画之至法不在书画也。"

有回看电影，程十发从该部古装片里看到一段老中医开脉案药方的情节，发现写得敷衍，不符实情。他觉得虽然是个小细节，但对影视作品来说，是"反映社会的百科全书，恰恰缺了个角"。这当然是艺术家从生活中得来的实际经验，有十足的发言权。如果程先生看到当下的影视作品，不知会如何吐槽了。

程十发先生家里还一直珍藏着一块"枫泾世医程思斋子美儒理男妇大方脉"的招牌，那是他祖父程子美行医时留下来的。这块招牌藏在程先生上海延庆路家里多年，直到2004年捐献给了枫泾镇，叶落归根放在了修葺恢复的祖居里。招牌上的"儒理"，是历代新安儒士走上岐黄之路时引以自傲的称谓标记，他们由儒而医，"以儒理为权衡"，从深厚的儒学修养中培养出高尚的医德。虽然"中医世家"的后代程十发没有成为一位治病救人的医生，可是他不自觉地遵循着"儒理"，以其令人钦佩的敬业精神、坚韧不拔的艺术追求、乐观幽默的性格、海上独步的艺术成就，给后辈学人以启迪，影响深远。

应是细节，岂非细节

程十发

代序

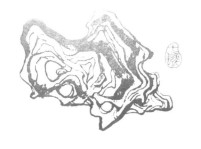

我在一个艺术作品里（不必问具体是戏曲或电影）看到一张老中医开的方子，时期是明清，不是新中国以后的时代，让我想到一个艺术家必须懂得历史，才可以写历史。这个懂得是包括社会政治经济，小至一个铜钱、一张纸币，都要懂得一些。当然要求不要太高，但至少要差不多，差得多了会使作品不真实，甚至连整个作品都会砸锅了。

过去中医开方，开头称呼即病家的上款，注明左右（即男女）年龄；文字开头即舌苔、脉象；下面叙述致病原因，阐明病理，后面是写医家用什么方法去医治，或者用古方加减等，这叫作脉案；下面再写药名，一般十多味，注明分量用法；最后一个引药，角上注明服几帖，大概是这样。

这种方子除了医生有医药水平外，尚需文学和哲学水平，所以称儒医（即学者医生）。医家开一张方子，等于写一篇短文。例如明末清初大医傅青主，又兼大书画家，是进士出身，以傅氏女科为名。他开的方子，至今为中医妇科所学习，可称为儒医的一例。当时一张方子开头即开药，而没有脉案，是一班民间医士的土方（当然现在医院中把脉案写在病历卡上而不写在方子上了）。

这部艺术作品，据说是反映社会的百科全书，恰恰从这个细节看来，百科全书恰缺了只角，这种最普通的方子都没有弄懂，尚有世间珍奇如何来塑造？这使我有些不安。

摘自：西泠印社出版社《程十发书画》

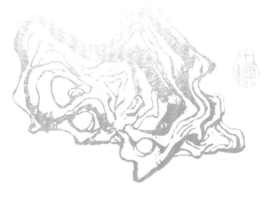
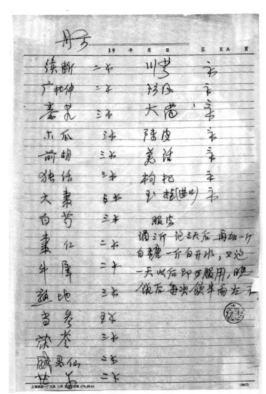
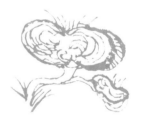

程十发丹方

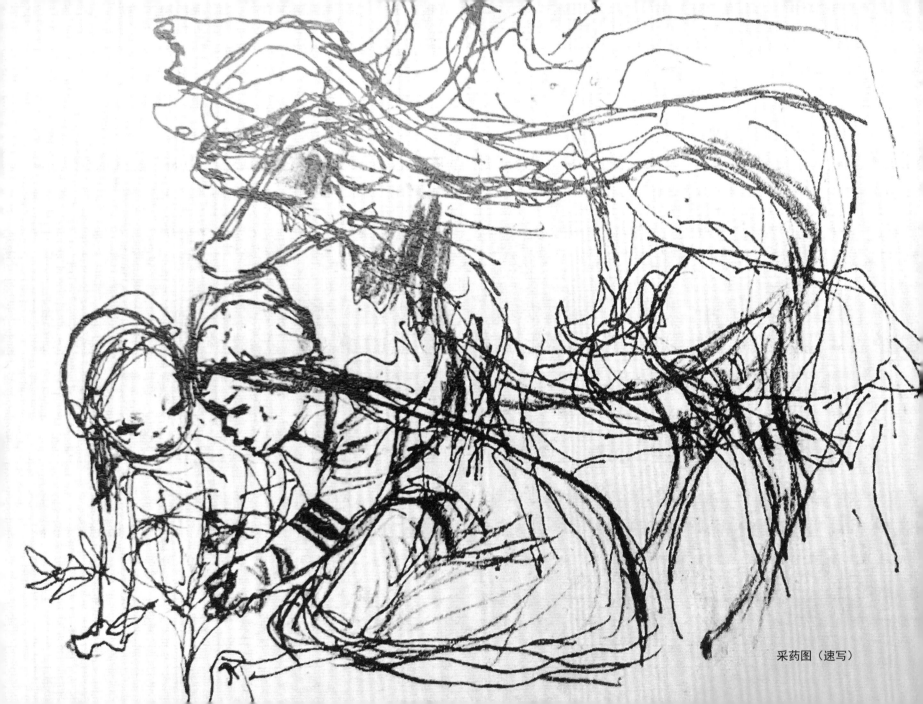

采药图（速写）

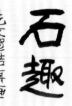

目录

前言 /6

代序 /8

中医主题绘画（程十发 绘）/12

中国名医传奇故事（程多多 绘）/26

医缓知国君病入膏肓 /26

鲍姑艾术灸颜 /28

沈括荐方理咳逆 /30

王克明熏蒸疗口噤 /32

陈自明除痈开窍 /34

罗天益两跷解痉 /36

朱丹溪倒仓灸医劳瘵 /38

孙卓三提壶解病源 /40

江瓘灸关元回元阳 /42

李中梓艾灸关元穴 /44

秦越人妙手回春 /46

皇甫谧推举英才 /48

孙思邈的阿是穴 /50

直鲁古学成太医 /52

王子亨巧医吐舌病 /54

刘河间亲验张元素 /56

李杲除大头瘟 /58

楼英针刺除陈症 /60

杨继洲情系大成 /62

韩贻丰"针法断案" /64

华佗断病如神 /66

钱乙献"黄土汤" /68

张景岳急智解危难 /70

姚僧垣辨证用大黄 /72

医和医蛊病 /74

张从正去惊邪 /76

文挚激齐闵王 /78

张仲景"咒"王粲 /80

刘涓子的鬼遗方 /82

李时珍修本草 /84

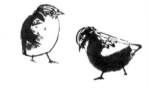

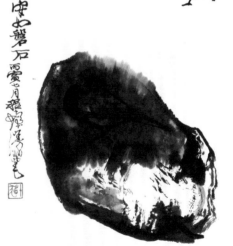

安如磐石

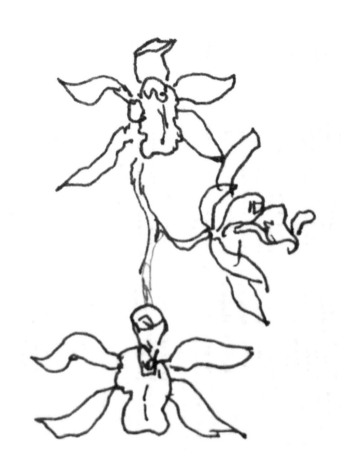

虎头兰——清新典雅药中仙

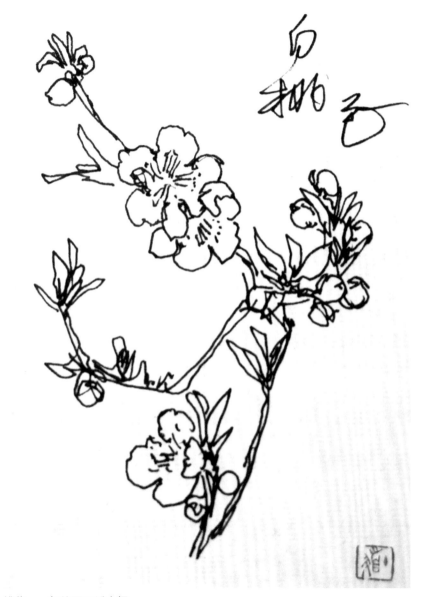

桃花——如约而至绣人间

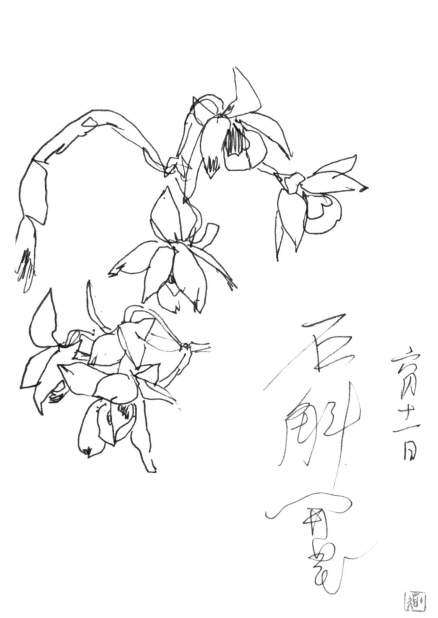

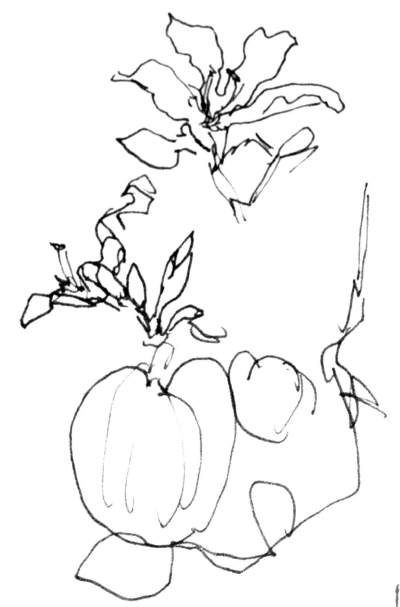

石斛花——一丛仙草生深山　　　　　　　　　　海棠——独立细雨百花尊

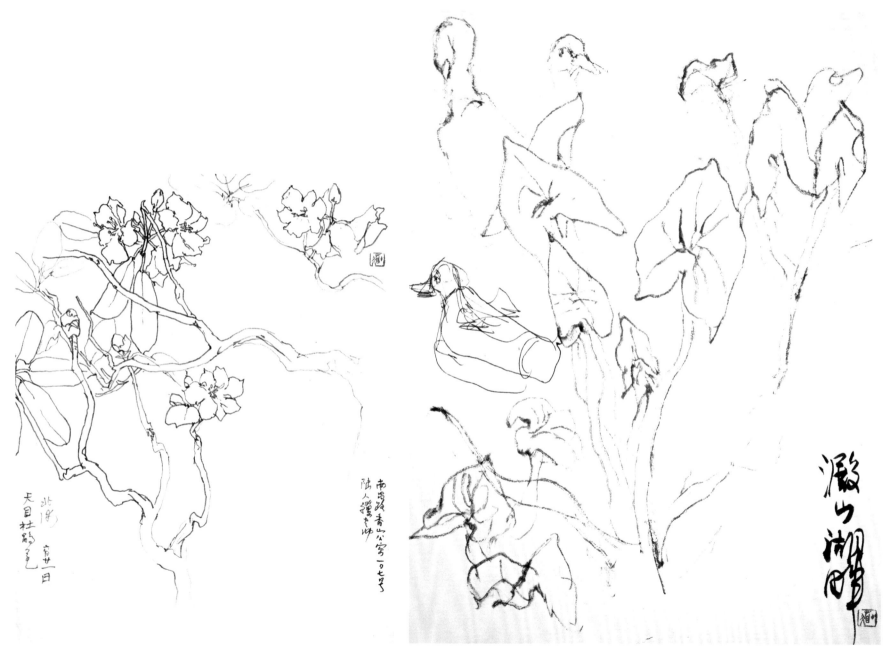

石斛花——多节依服益中气　　　　　　　　茨菇叶——碧叶翻动水八仙

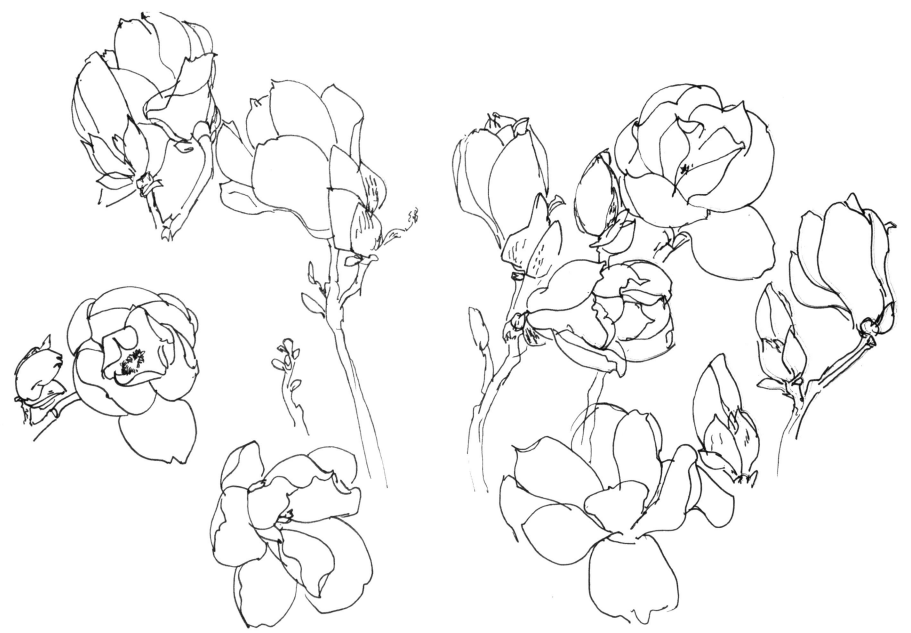

玉兰

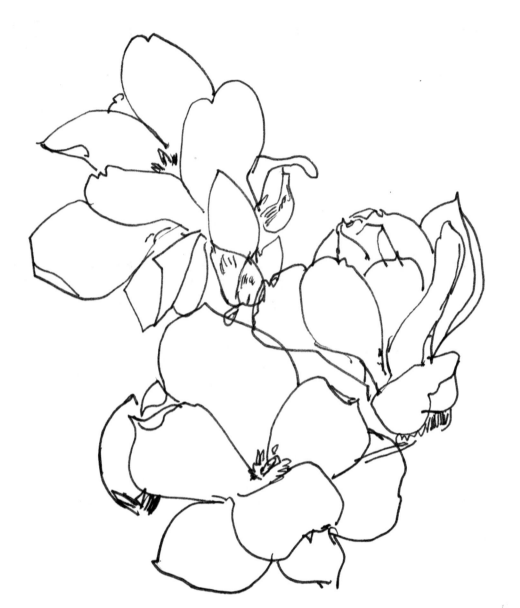

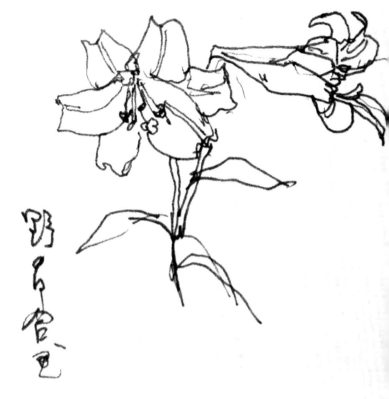

野百合花——悬崖峭壁亭亭立

玉兰——玉色如新解语人

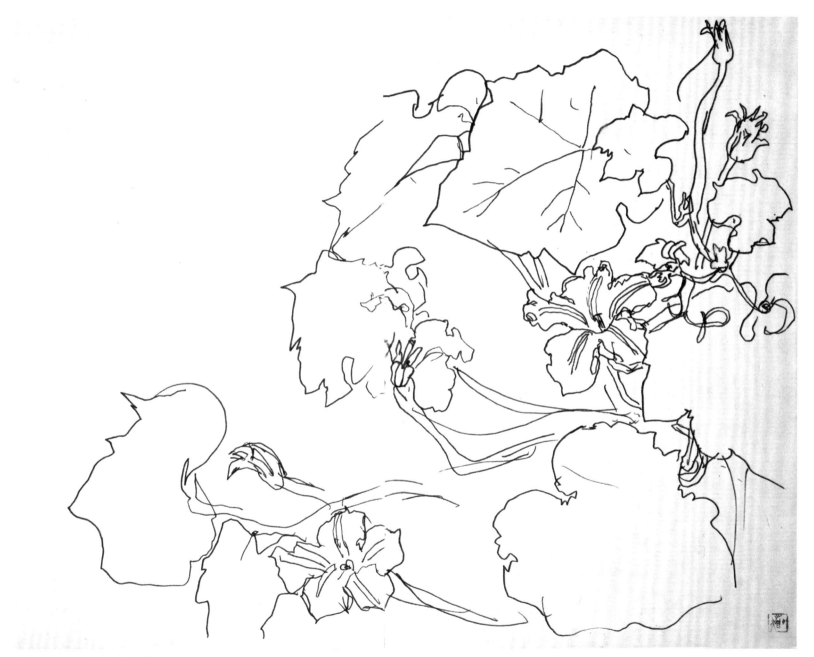

南瓜花——三分秀色保人康

程十发出身中医世家，一纸笔墨画新生。他多次绘制悬壶济世李时珍搜罗百氏、远涉旷野、遍访名医、穷搜博采的《问药图》以及梳经脉、导任督、逐腐陈的《针灸图》。他在笔画之间，立足生活，以民间艺术为养分，通达生命的起伏，指点人间之清浊。

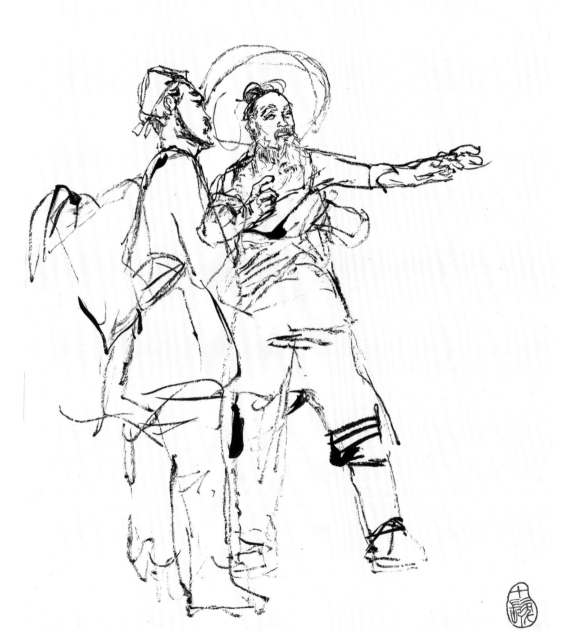

问药图

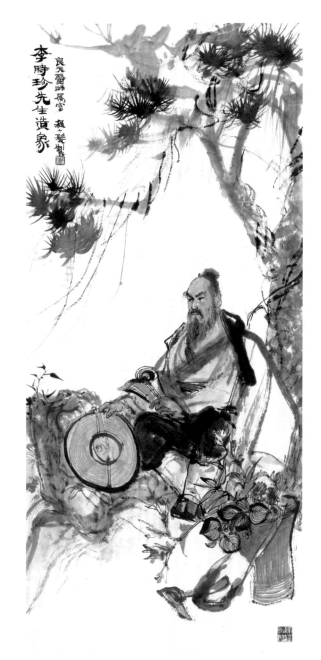

李时珍造像图

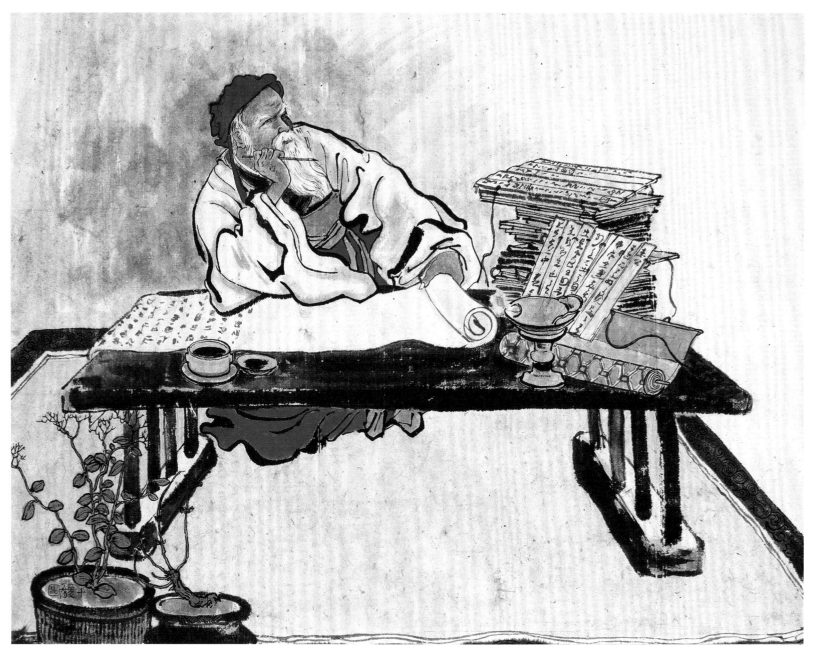

张仲景像

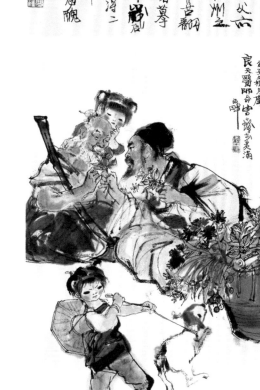

李时珍问药图

李时珍采药图

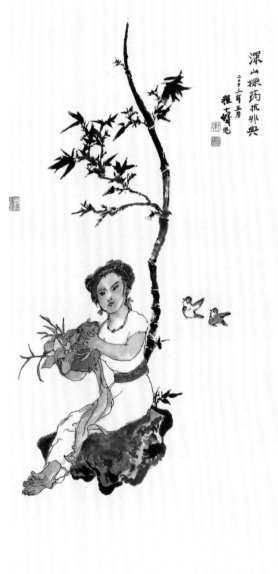

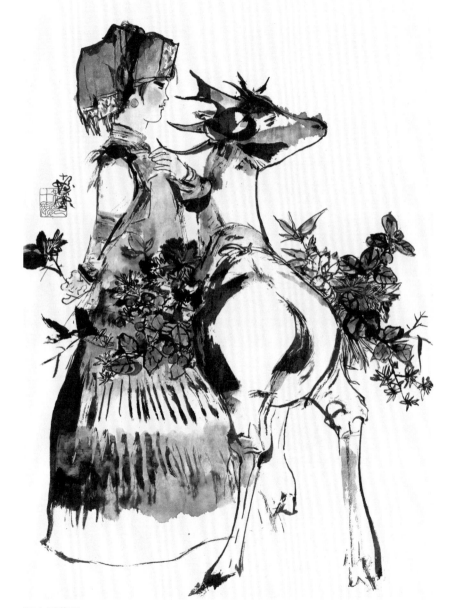

深山采药抗非典　　　　　　　　　　　　　　深山采药图

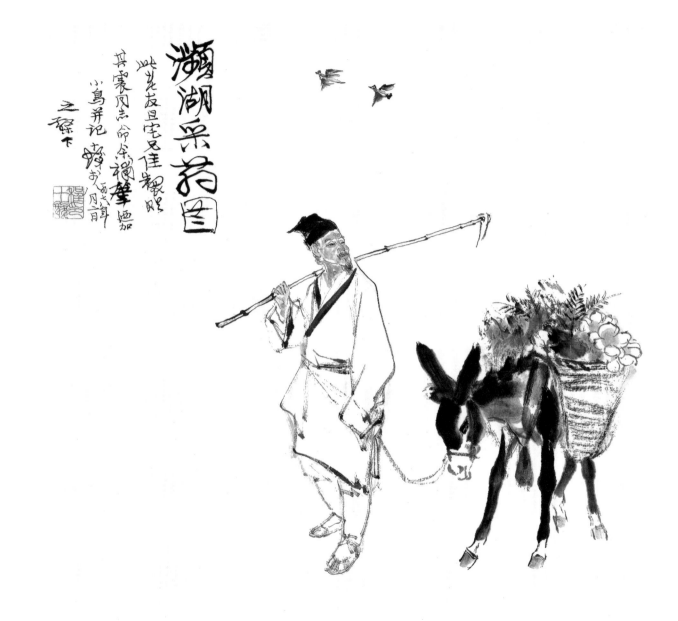

濒湖采药图（与刘旦宅合作）

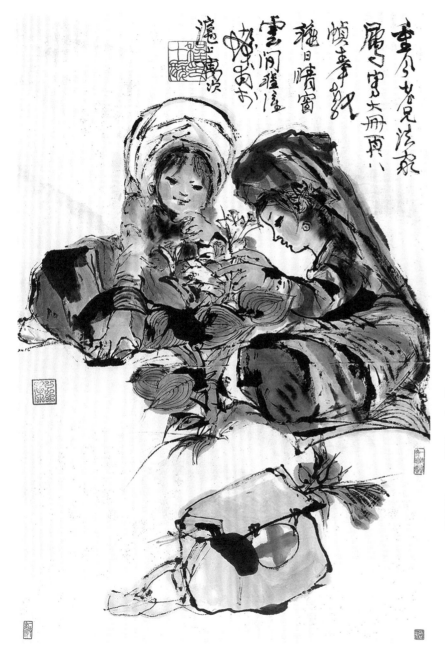

采药图

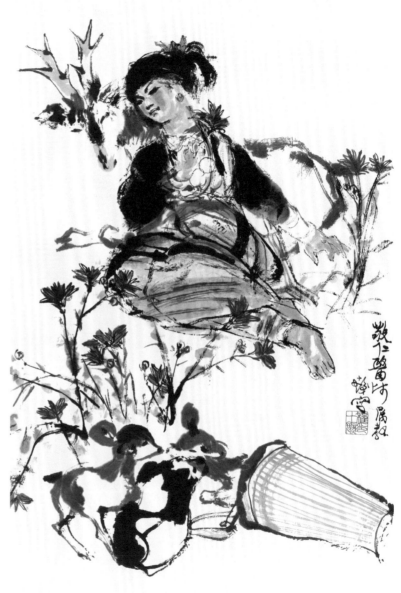

采药图

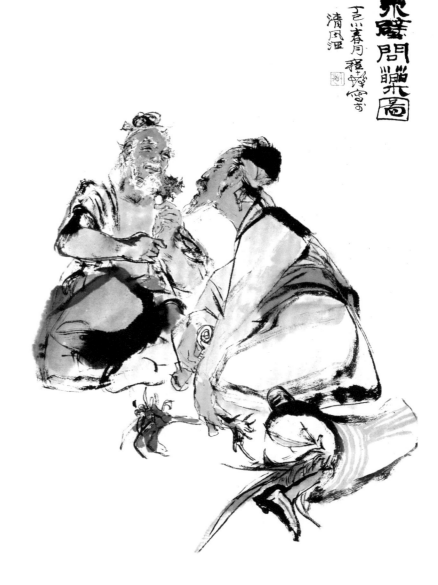

试针图　　　　　　　　　　　　东璧问药图

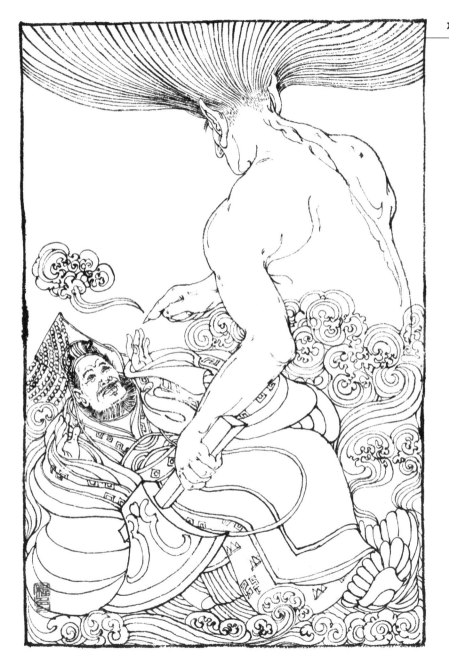

医缓望闻知膏肓

春秋中期，分封的诸侯国晋国的晋景公，姬姓，名獳（nòu），就是著名的"赵氏孤儿"故事中晋国的君主。晋景公听信佞臣谗言，杀害了忠臣赵盾的后代赵同、赵括及其族人。

景公十九年（公元前581年）的一天，晋景公躺在床上，刚睡着不久，便见一个长发散乱的厉鬼手持劈斧，捶胸顿足，厉声谴责其错杀其子孙的不义之举。他已向天帝诉冤，得到允许，前来索命。说罢，厉鬼就向景公扑掐过来，一下子晋景公就被吓醒了。晋景公立即召见桑田巫师解梦，没等晋景公说出梦境，巫师就将他的噩梦说了出来，竟和梦里的情景完全一样。巫师认为这预示景公可能会撑不过这个麦季了，晋景公却不以为然。果然不久，晋景公便生病了，而且病得不轻，巫师们难以医治。

晋景公不甘心等死。听说秦国有一个名医医缓，便专程派人去请。医缓还没到，晋景公恍惚中又做了个梦。他梦见两个孩子，古称"竖子"，正悄悄地在他身体里说话。一个说："医缓是个医术高超的良医，这次来，他会伤害我们，我们逃到哪里才安全呢？"另一个说："那我们就躲在肓（膈）之上、膏（心）之下。这样，再高明的医生也拿我们没有办法了。"不久医缓到了，他马上仔细地为晋景公诊病。一番望、闻、问、切之后，医缓不免摇头叹气，对晋景公说："国君的疾病已经病入膏肓要害之地，药力所不能达，针灸所不能治，只能慢慢地调养着。"晋景公听病情推断居然和梦境相同，很佩服医缓诊病准确，便赠予他厚礼，礼送医缓回秦国去了。以后晋景公便遵照医缓的嘱咐，身体也就一直好好的。

转眼到了6月的芒种，晋景公想吃新麦，于是命农户献麦，并吩咐煮好麦粥。此时晋景公忽然想起解梦巫师的话，便立刻召他入宫，指着新麦做的粥，便命人将巫师推出斩首了。

晋景公拿起餐具，正要进食，突然小腹一阵剧痛，便急命身旁的小侍臣陪他如厕去。没想到，晋景公排便时用力屏气，腹压升高，使得心肌缺氧，导致绞痛性昏厥，居然掉到粪池里淹死了。

这也是成语"病入膏肓""二竖为虐"典故的由来。中医学上有个"膏肓俞"就是人体背部的膏肓穴，对背部俞穴的保健灸对于维护心肺功能、提高抗病能力大有裨益。

春秋时期，秦国文化、经济比较先进，医学也处于领先地位，有"秦多名医"之誉。秦医医缓是历史记载的最早的专职医生之一，诊断高明，巧断预后，也是最早的宫廷医生的代表。

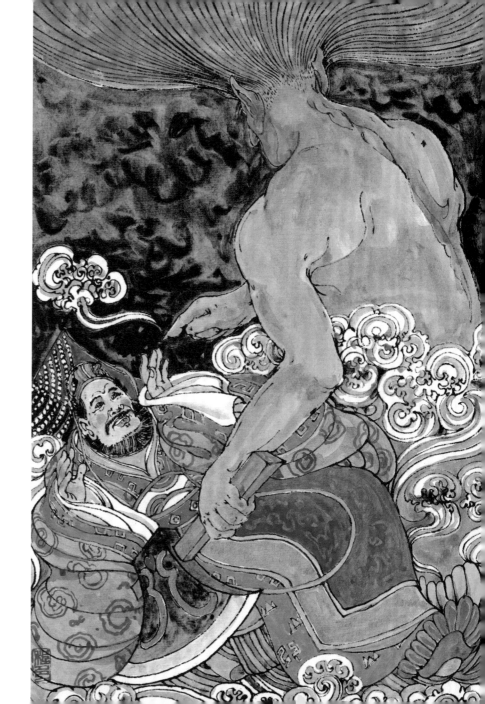

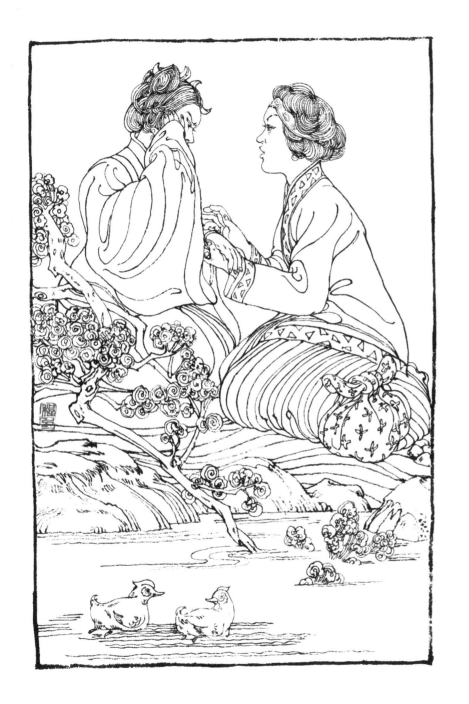

鲍姑艾术灸颜

晋代的鲍姑是我国有史记载的第一位女灸疗家，相传是鲍姑首创了艾灸。鲍姑，名潜光，陈留郡（今开封陈留）人，出生在一个官吏家庭。鲍姑从小爱读书，受父亲的影响，她尤其喜爱中医药学。她的父亲鲍靓，爱炼丹讲道，曾任南海太守。鲍靓在南海期间，结识了当时著名的中医、炼丹术家、道教思想家葛洪，并把鲍姑许配给了他。

一日，鲍姑采艾归，途遇一女子呆立水池旁，对影自怜，嘘唏不止。

鲍姑医者父母心，问其为何哭泣，女子言因生满面赘瘤，黑褐斑驳，难辨真面，乡邻鄙弃，姻缘亦无。女子言罢泪如珠，鲍姑宽慰细查看，病情如何已了然，囊中尚有红艾在，制成艾条用火燃，赘瘤上熏灼数次，一灼应回万古春，不独除病且美艳，美貌突现叩首谢，欢欢喜喜把家归。

每年五月是采集艾叶的最好时节。艾叶有温经通络、去除寒湿、回复阳气的作用。艾绒的原料是艾叶，以火灸之，能透诸经而除百病。鲍姑之所以发现艾灸治疗方法，除了她对于医学的热爱，还有她敢于去尝试新的治疗方法。鲍姑和丈夫葛洪在广东罗浮山炼丹行医时，广州酷热，人多生热毒，鲍姑自创用井水浸泡艾草为当地人治疗热疮，解救了很多病人。

　　鲍姑的事迹广泛流传，民间称她为"鲍仙姑"。鲍姑灸治疾病所用的艾绒采自越秀山脚下的红脚艾，后人称此艾为"鲍姑艾"。鲍姑生前没有留下著作，后人认为，她的灸法经验可能渗入到其夫葛洪所著的《肘后备急方》中了。如今，鲍姑的艾灸之术在中医里仍有着很重要的位置，也为现代针灸术提供了借鉴。

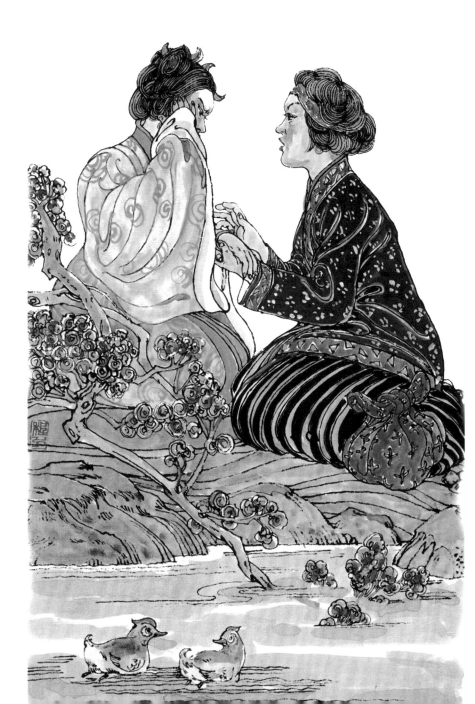

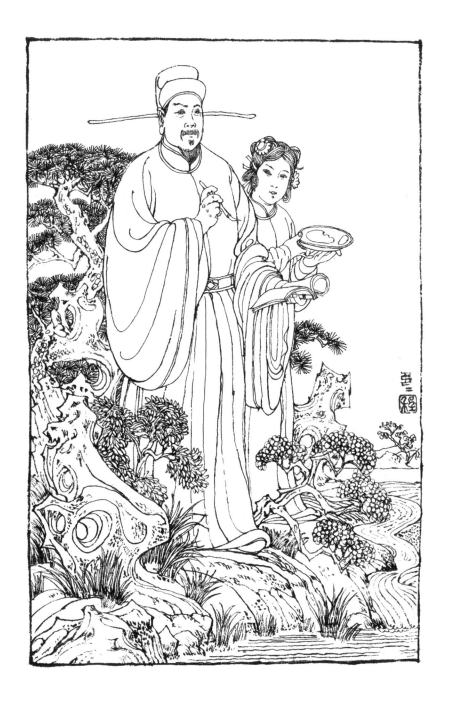

沈括荐方理咳逆

在我国古代，能被称为"全才"的人物寥寥无几，《梦溪笔谈》的作者沈括榜上有名，他有"北宋第一全才"之称。沈括一生致力于科学研究，学识渊博，在众多领域都有很深的造诣及论著，尤精于医术。

沈括，字存中，钱塘（今杭州）人，宋代医学家。沈括的父亲是个地方官，母亲许氏是当时有文化教养的妇女。沈括自幼勤奋好读，在母亲的指导下，十四岁就读完了家中的藏书。后跟随父亲宦游州县，增长了见识，也培养了他对大自然敏锐的观察力。

沈括自幼体弱，苦读之余需服中药调理。沈括家族在医药学上颇有建树，有收集药方的传统，有家传药学书籍《博济方》。身处杏林氛围，受家庭影响，沈括也从搜集药方开始钻研医学，丹方典籍如数家珍。

沈括原是宋神宗时期王安石变法的重要成员，深得王安石信任。王安石变法失败后，沈括因受到牵连被贬，屈任宣州（今安徽宣城）知州。三年后，为了抵御西夏入侵，他改任

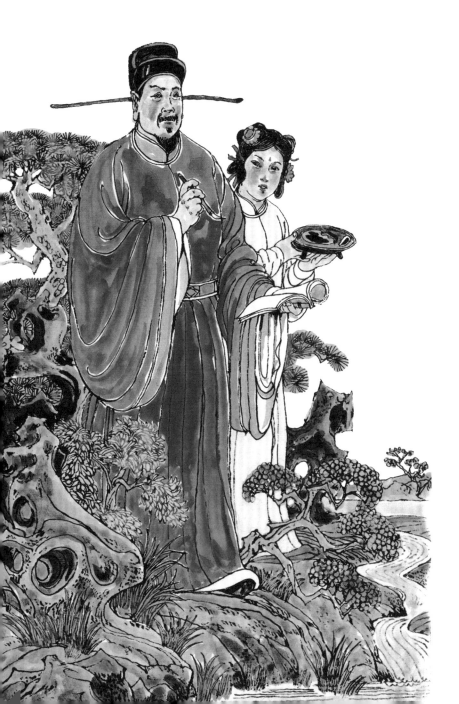

延州（今陕西延安一带）知州。

　　某日，延州官员聚一堂，通判陈严裕谈起幕僚张平序得伤寒，日夜打嗝不歇，似胃气将绝，不久于世，群官集策无果。陈严裕忆起沈括收集不少良方，请沈括献策。沈括想了想说："我在家乡时，家族中有人得了霍乱，呕吐泻痢，精气俱伤，突发咳逆，仅半天工夫就将命绝。我用了艾灸治疗，等艾灸火烧至肌肤，患者感到疼痛的时候，咳逆也就停止了。如果其他药方针对张平序不行，可以用这个方法一试。"陈严裕听后，令人马上用这个方子去灸张平序。这边酒宴还未结束，那边就传来好消息，张平序果然不再打嗝了。

　　在宋代"不为良相，便为良医"的社会气氛下，当时出现了许多儒医。沈括注重方药的实效，既不过度夸大，也不全盘否定。沈括年少的时候，曾梦到一处幽雅之地，梦境中的山麓有一条溪流，橙色的山石，碧蓝的水，绿树成荫，花团锦簇，既可静养，又可作乐。后来，沈括得一块地，因为环境犹如梦境一般，故命名其所在地为梦溪，并自号"梦溪上人"。他所著的《梦溪笔谈》含有不少医药学的内容。其《良方》大多是他收集的民间验方，为后世医家所器重。

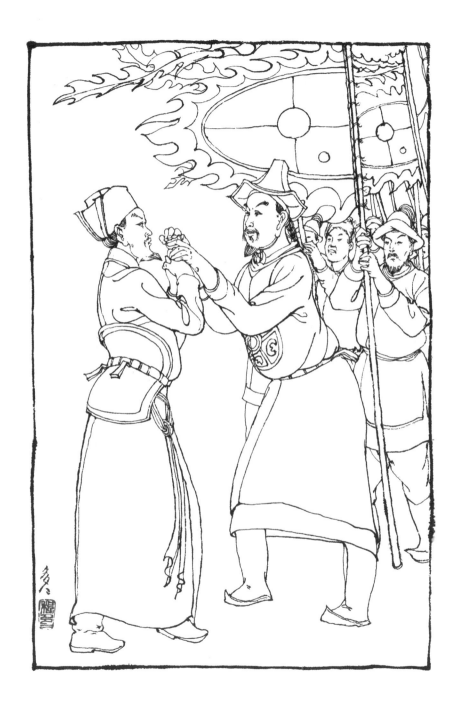

王克明熏蒸疗口噤

　　王克明，字彦昭，北宋名医。祖辈从饶州乐平县（今属江西）移居到湖州的乌程县（今属浙江）。王克明刚出生时，母亲缺少乳汁，以粥替之，久之得脾胃病，随年岁增长而愈发严重，诸多医者皆言药石无医。王克明欲带病学医，自寻破局之法，阅《难经》《素问》，研医学经典，试验为自己开方下药，竟然治愈了自己的顽疾。

　　因此王克明认识到一病多症，有时却可只用一味药治其根本，根本问题解决了，其余症状也就自然消除了。于是，王克明便正式开始悬壶济世，在江、淮、苏、鄂一带行医。王克明的医术尤以针灸为精湛。渐渐地，他声名响了起来，传于四方。

　　当时，庐州太守王安道中风口噤，十余天不见好转，数位会诊的大夫都不知道怎么办才好。其中有位大夫想到了王克明。王克明便应邀来到了太守府第，看到太守无法服药，就想到了一个办法：他让人在地上烧炭火，把地烧热后撒上大剂量的汤药，然后把太守放在蒸腾的蒸汽上，太守很快就醒了过来，慢慢地就能说话了。众人又惊又喜，问他这是什么办法？王克明说："我所用的是药气熏蒸疗法。南朝时，曾有陈国的柳太后病风口噤，不但说不了话，也没法吃食，药再好也进不到肚子里。擅长中医熏蒸法的许胤宗被召来给太后看病，他煮汤药数十斛，置于床下热熏，太后当晚就能言语了。"现在王克明以炭烧地，泼洒药液，借药液的雾气熏蒸病人，两种方法略微有差异，实则殊途同归。

王克明医德高尚，侠胆仁心，认为人命至重贵于千金，经常不远千里以回春之手救人生机。有一年，金朝使节黑鹿谷经过苏州，得伤寒病垂死，王克明受命为他医治，第二天病愈。后来王克明出访金国，黑鹿谷是先排使，对王克明给予特别的礼遇，黑鹿谷讲明是感谢他的救命之恩，他才记起为黑鹿谷治病的事情，王克明由此名闻北方。后来王克明又随吕正己出使金国，金国派来迎接的使者突发严重疾病，王克明又治好了他，并且婉言拒绝了他的谢礼。

王克明初被礼部选中，多次担任"医官"的职务，后升至翰林医官，并被赐"金紫"（着紫衣、持金鱼袋），官阶在四品官阶以上。

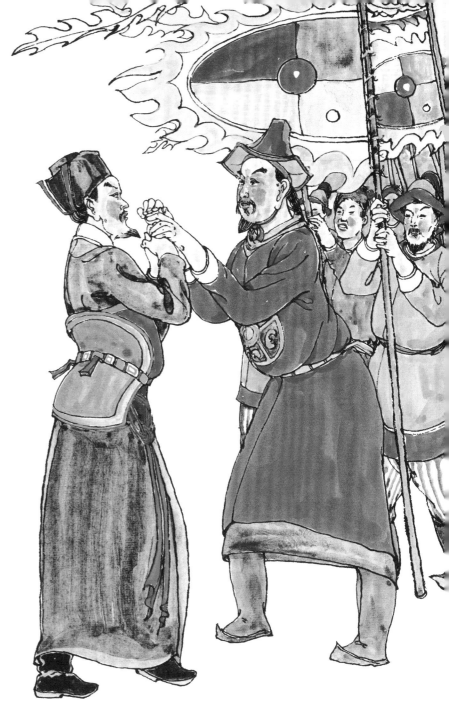

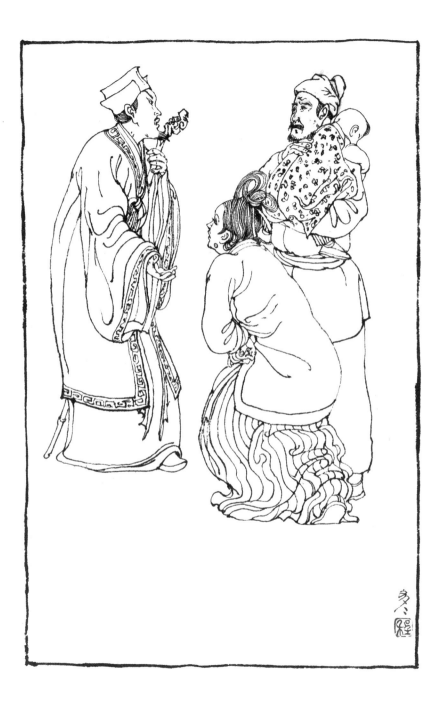

陈自明除壅开窍

陈自明，字良甫，出身中医世家。祖上三代行医，他耳濡目染下倍感医学有趣，采集各家之长，附以家传经验，成为南宋时期通晓内、外、妇、儿各科的名家。

有一日，一对夫妻抱着孩子，跑入了陈自明的医馆。原来是孩子惊风引发抽搐，已经昏迷了六天六夜。陈自明为其搭脉，感觉到孩子手足略有温热感，便拿出一根毫针，朝着孩子的一只脚的足心涌泉穴刺去，孩子没有丝毫反应。陈自明又取出另一根毫针，朝另一只脚的足心涌泉穴刺去，孩子还是没有反应。母亲见孩子没有动静，忍不住抽泣起来。这时，陈自明开始捻动两根毫针，过了不久，孩子突然哭了起来，孩子父母破涕为笑。陈自明起出毫针，对他们说："你们孩子的病，得之于伤食，宿食成痰，痰壅作搐。现如今孩子虽然醒了，抽搐也停了，可是宿痰尚未除去，恐怕他日再发作，单靠两根针只是治其标，要想去根，还得服些药丸，不然，神气渐昏，必将发痫。"夫妻二人相互交换了下眼神，推说明天再来。实则是这夫妻二人不信此话，他们以为陈自明为了牟利，便借故离开了。

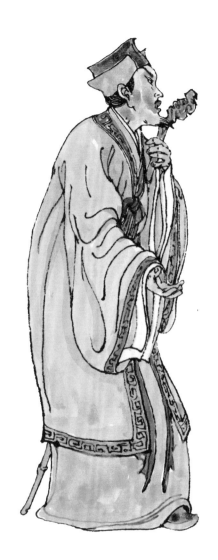

到了第二年的八月，这对夫妻又带着孩子来了。见孩子的病又再发作了，陈自明也没责怪，诊视后开出了一方子，说："这个方子黄连、山栀泻浮越之火，制胆星、制白附子去壅积之痰，茯神、远志、石菖蒲、朱砂以安其神，麝香以利其心窍。调理半年便不再复发。"果然，服了半年的药以后，孩子的风痫果然没有发作。夫妻二人由于之前的经历，还是心有余悸，担心孩子的痫症只是暂时好了，又一次找到了陈自明。陈自明说道："孩子的病，因于风、湿、痰，病体虚弱，且湿痰又为阴邪，要以灸法驱邪而扶正。再灸几个穴位，更确保不再发作。"他为孩子灸了风池、曲池、手三里等几个穴位。打那以后，孩子再也没有发过惊风与痫症。

陈自明治病多灸、针、药兼施，很善于艾灸。陈自明曾任建康府（今江苏南京）明道书院医学教授，著有《管见大全良方》、《妇人大全良方》（被誉为"中国妇科奠基"之作，堪称中国第一部完善的妇产科专著）、《外科精要》等书，对后世有相当大的影响。

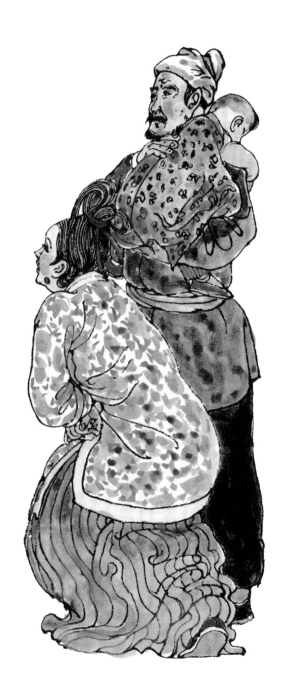

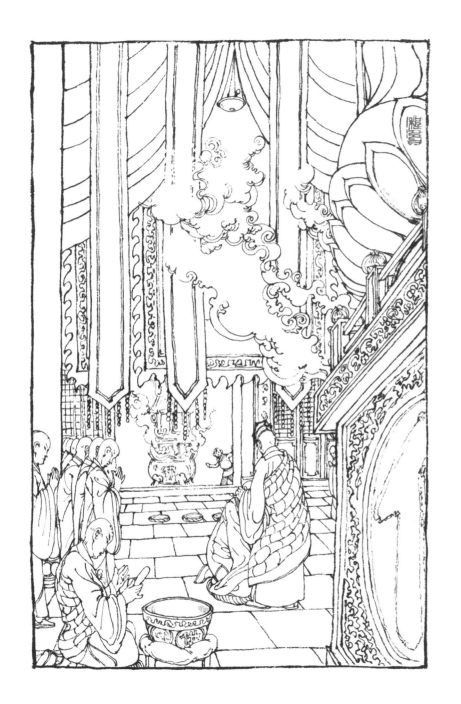

罗天益两跷解痉

罗天益，字谦甫，是元代医学家，真定路藁城（今河北石家庄藁城区）人。他幼承父训，有志经史，攻读诗书，长大后逢乱世便弃儒习医。

一天，在一座寺庙青烟缥缈、梵乐阵阵的大殿里，众僧们双手合十背诵着经文。这时，香客魏敬甫和四岁的儿子走进大殿敬献香。突然，孩子看见长老手拿香火，在一个被剃度人的头上烧灼，那人呈现出痛苦的表情；转眼又看到大殿两侧耸立的样貌怪异的罗汉。乐声、木鱼声、诵经声合着这些怪异的表情，使孩子感到异常惊恐，便引发了惊痫倒地不起。庙里长老赶紧给孩子掐了人中，过了好一会儿，孩子才苏醒过来。魏敬甫谢过长老，赶紧抱着神思如痴的孩子出庙去诊治病情。

40多天过去了，孩子恍惚之症未曾好转，见黑服者便惊痫抽搐。魏敬甫在别人的提醒下找到了罗天益。罗天益询问魏敬甫去哪里看过病，用了什么药。听完又给孩子诊脉，发现他步态不稳，脉沉弦而急，新的症状还时有发生。随后说："从你家孩子的病来说，就是小儿在气血尚未充足、神气还弱小之时，受到了惊吓，使得元神无所依所引发的，症状看跟癫痫发病有点类似。当时的庙内僧人可能穿的是黑衣服，所以这孩子每次看到穿着黑衣服的人，都会因再次惊吓发病，他的正气消耗会更厉害。来诊治的那些医生又给他吃了许多朱砂、犀牛角、龙骨、麝香等镇坠寒凉的药物，使得孩子元神被进一步耗损，就出现了惊痫抽搐的情况。"

为魏敬甫讲解清楚后，罗天益给孩子灸了申脉，灸后，又开出以沉香天麻汤为主的方药。照此方抓药煎煮，给孩子服了三剂后，孩子状态就恢复了，惊痫就再也没有复发过。

罗天益尽得东垣老人（李杲，1180—1251，金代著名医学家，金元四大家之一）的学术师传，临床上多有奇验，享誉元代医林。他在任太医期间，整理东垣老人手稿并刊行。罗天益还写下了自己的著作《卫生宝鉴》，其书以简述道理、收集名方为主。书中把当年自己写给老师的信放在了目录的前面，用这种方式，来怀念他的老师。

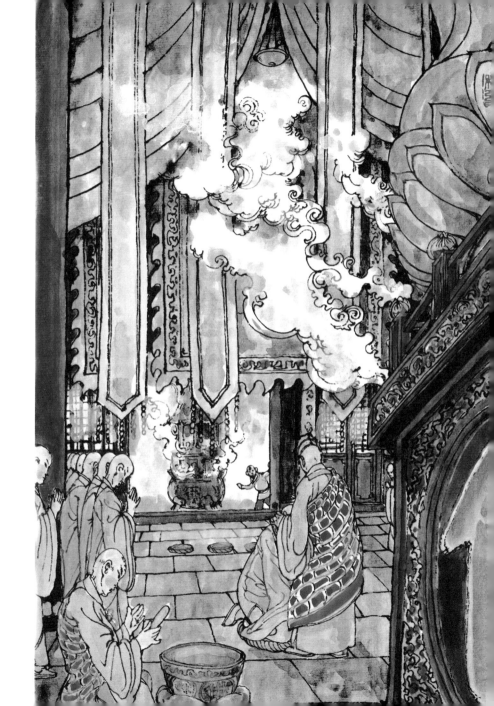

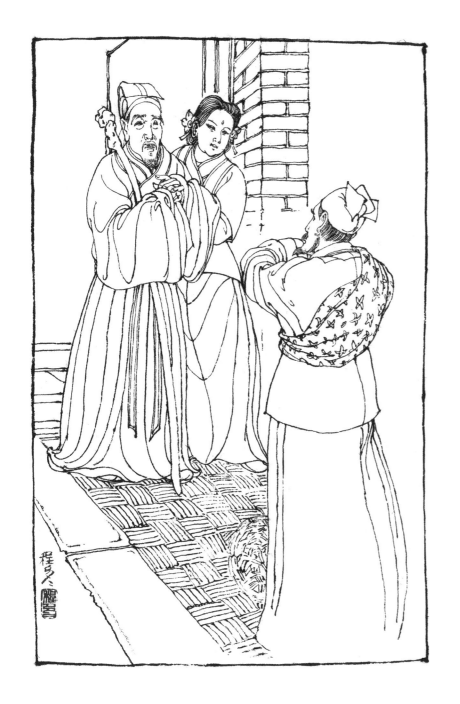

朱丹溪倒仓灸医劳瘵

朱丹溪，名震亨，字彦修，婺（wù）州义乌（今浙江金华义乌）人，因其故居有美丽的小溪，名叫"丹溪"，遂称之为"丹溪先生"，是元代著名医学家。朱丹溪自幼好学，读书能过目成诵、日记千言。三十岁时，朱丹溪的母亲患病，请众医而病未愈，他心中焦虑，遂决定亲自学医。从那时起，朱丹溪日夜攻读，潜心钻研《素问》等书，五年苦读勤实践，一片孝心天可怜，其母因此身体康复。

母亲病愈后，朱丹溪做出人生选择，专心致力于中医实践，治愈了许多病人的顽疾。当时浙江有一男子情感很外露，平时情绪起伏很大。恰巧他又患了劳瘵（zhài），也就中医病名肺痨，是具有传染性的慢性虚弱性疾患。此男子经常咳嗽咯血，明显消瘦下来。当地的医生给他用了好多补药，病情却反而越来越重。后来，其他医生知道了他经过多年治疗而没有什么起色，于是都望而却步，不肯再接手诊治。这样，这男子便被病痛拖延好几年，憔悴异常。

几经辗转，病家最终找到了朱丹溪。朱丹溪为他把脉，感觉出了涩脉，便说："因为你平时情感外露，精气耗损较多。又过用很多滋补药，造成气血内积，肺气壅塞。治肺壅一定要用吐法，精血耗伤则一定要用补法。只是这倒仓法，病人催吐会导致极度不适，还需要用灸法而补自身的虚弱，而不是用补药。"

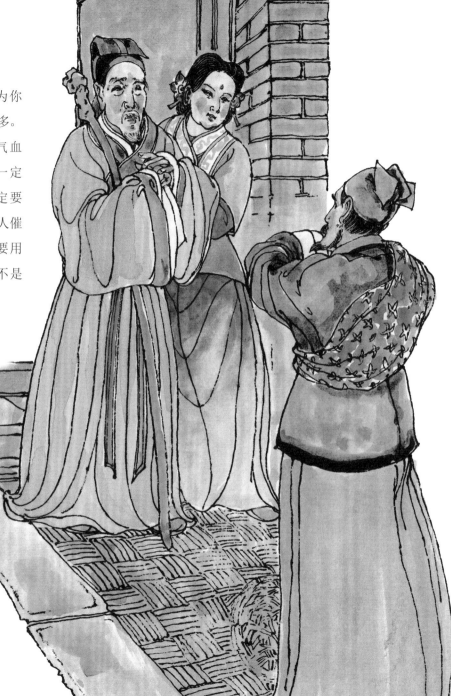

男子接受了朱丹溪的治疗，先催吐，再艾灸了肺俞穴，共计五次，男子的虚痨症状便逐一除去。不久，他通过仅仅几次的治疗竟然痊愈了。

自古实践出真知，朱丹溪总结出一个重要的论点，即"阴易乏，阳易亢，攻击宜详审，正气须保护"，为创立后来的丹溪学派奠定了坚实的基础。朱丹溪倡导滋阴学说，推动了医学理论的发展。后世将朱丹溪和刘完素、张从正、李杲一起，誉为"金元四大医家"。朱丹溪著有《格致余论》《局方发挥》《本草衍义补遗》《伤寒论辨》《外科精要发挥》等。

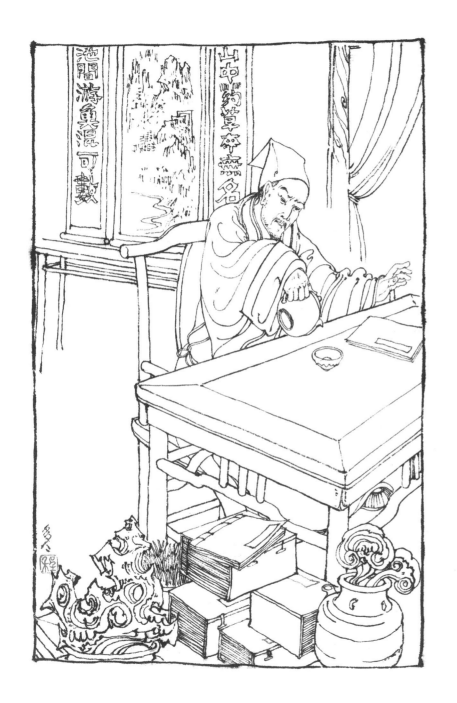

孙卓三提壶解病源

孙卓三，浮梁北乡（今江西景德镇北）人。他精于医术，治疗多用土法，颇有良效，意以自身回春术，救济病人千万计，因而闻名于世，是明代的针灸家。

当时新安有一个男子，小便淋沥不止，看了许多医生都没有办法。渐渐地，他也面黄肌瘦。于是他转而求治于在当地颇有名望的孙卓三。孙卓三开始并没有觉得这病怎么样，只不过是常见的淋浊之类的病罢了，可接手治疗后老是没有效果。几个来回的治疗，病人似乎没有什么起色。看似简单的毛病，却把孙卓三给难住了。这天，孙卓三心里烦闷，坐在桌旁，想要喝茶，就将右手的四指握住壶把，拇指压住壶盖，提起茶壶，欲向茶杯倒水。奇怪的是，这水怎么都倒不出来。

"刚刚沏的一壶茶，怎么就倒不出水来呢？"他一边想，一边使劲地摇晃再倒，可还是倒不出来。他把茶壶放在桌子上，挪一挪手指的位置，重新提起茶壶倒水，这下茶水倒是流出来了。倒好茶水，他把茶壶放到桌子上，右手离开茶壶的一刹那，他注意到了壶盖上的眼，想到开始倒茶时没看见这个洞眼，大拇指就不经意地把这个洞给堵住了。他再次提起茶壶，发现当壶盖上的洞眼被堵住时水流不出来，而一松开则水流通畅。

这一松一堵之间，孙卓三想到了那个淋溺不止的尿症。他猛然醒悟——这个病人是由于身体的肾气封闭不固，才使小便失去了固摄（控制，开合有度），如果肾气固摄，小便自然会停止。于是，孙卓三再次给那男子诊治时，在这个病人脑后的穴位上扎了一针，并为之艾灸三壮。这么一来，病人的淋溺果然被止住了。

"人与天地相参"的天人一体观点，诉说了人体与自然环境多种共通之处，而中医治病就是"治水"。孙卓三后来能够治好男子的尿症，正是他的治疗方法契合中医水液代谢的理论。而壶盖堵塞，滴水不流，让孙卓三又进一步地认清了这个道理。灸脑后能使督脉阳气强盛，也能升提中阳之气，阳气强盛则肾的固摄能力强大，小便自然就会停止。

根据提壶揭盖的原理，孙卓三用的是反其道的方法，即堵塞壶盖，滴水不流。孙卓三从注水倒水这样的自然现象得到了启示，并由此在治疗中取得突破。

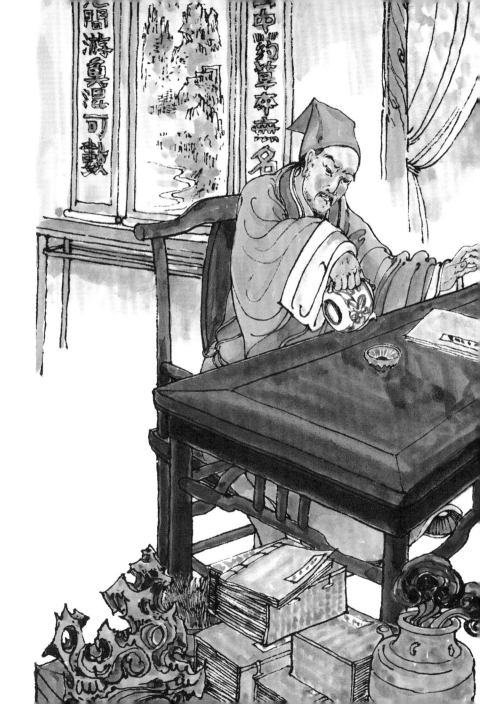

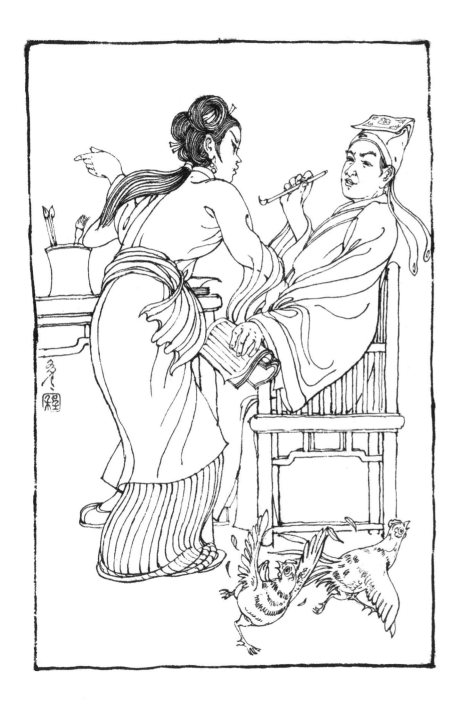

江瓘灸关元回元阳

江瓘，字明莹，号篁南子，篁南（今属安徽）人。他少时母丧家贫，期以科举改命运，益发奋苦读儒学，导致身体不济，以致常常吐血。他先后求治于多位医生，却无医能治。久病自成医，江瓘转文而研究医理，最终将医理融会贯通，不仅治愈了自己的病，而且也开始为他人治病。久而久之，成了皖南一带的名医。

七月的一天，江瓘正在家中读书，突然传来一阵急促的敲门声。来人是他的亲戚，说是江瓘的堂叔得了伤寒，吐泻转筋不停出汗，难以诊治。时值大伏时节，天气炎热。江瓘一路来到了叔叔家，就向婶母询问叔叔情况。婶母告诉他，他叔叔吐泻转筋、多汗，下肢又特别冷，还不断叫嚷着口渴要喝冷水。江瓘上前查看，只见叔叔已现"舌卷囊缩"之状，这是阳气耗尽的不治之症。接着他给叔叔诊脉，发现左右寸关两脉皆伏，尺部极其微弱。江瓘便说道："叔叔明明是霍乱，却被先前的医生当成了伤寒，所以才越治越差。"他让家人为叔叔喂服五苓散，才使病情有所稳定，但是叔叔的口渴症状还未改善。于是，江瓘又以五苓散为主方，外加麦冬、五味子、滑石投之，并进黄连香薷让叔叔饮了一剂。到了第二天早上，江瓘发现叔叔的脉弱如葱叶之中空，按之无根，手足照样厥冷，食物也吃不下去，吃进去的食物还是呕吐出来。为了解决当时急迫的阳气虚脱的征象，江瓘想到了灸法。江瓘为他叔叔灸了丹田，当至八九壮的时候，叔叔的手足已有所转暖。看到阳气在渐渐地回复，江瓘又开出理中汤二三剂。这样叔叔渴得更甚，而且咽喉疼痛，烦热不解。这样剩下的都是热症了，治疗起来反而方便了。江瓘开出了清凉之剂——竹叶石膏汤，一箭中的，叔叔所有的病症都解除了。江瓘给叔叔的治疗是灸药兼治，用药的成分多一些，灸治丹田，回阳救逆，一举缓解了囊缩的危候，艾灸的作用也是功不可没。

后来，江瓘有感于"博涉知病，多诊识脉"的古训，潜心整理摘录了汉至明代各家的医案，附以自己的评论，意在昭示后学。江瓘谢世后，他的儿子江应宿继承父业，博采名医验方，历时19年，终于完成了江瓘的夙愿，编成了《名医类案》一书，成为我国第一部总结历代医案的医学名著。

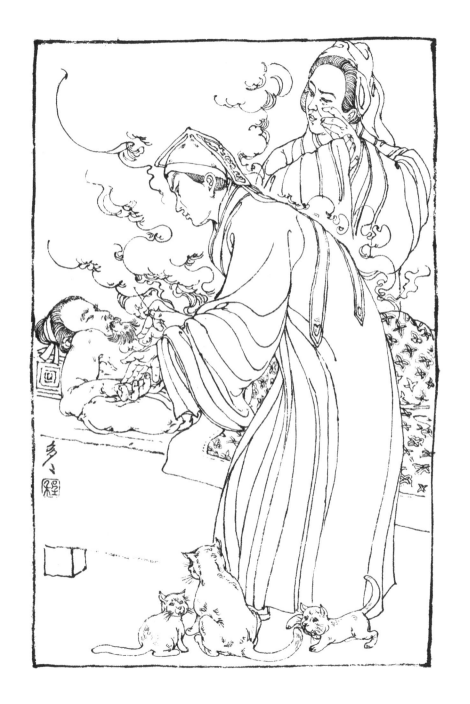

李中梓艾灸关元穴

李中梓，字士材，号尽凡，华亭（今上海松江）人。他青年时曾应科举，后因亲人被庸医药误致死，加上自己体弱多病而转攻医学。李中梓精于脉诊和辨证，处方灵活，治病常有奇效，是明末著名的医学家。

有个叫周复庵的男人，平素嗜酒如命，就餐时喝了半斤多酒，酒后受风，头痛发热，天旋地转，卧躺床上，双眼紧闭。夫人守床边，轻击其脸，无应，连摇带推，不醒。不久，家人便请来了李中梓。

李中梓来到周家，为周复庵诊视一番后说："喝这么多酒，再经冷风一吹，能不发病么！他现在昏厥，周身不停地出大汗，这可是阳气大伤的表现，是中间又发生什么事吗？"妇人回复："初发病，当时也没见什么汗。开始请的大夫见他头痛发热，给了点羌活汤发散一下，可服药后，汗是出来了，却又止不住地流。接着我看他突然头一歪，就昏死过去了。"李中梓见周复庵牙关紧闭，就对他夫人说："他现在根本吃不下药，只能以艾灸的方法，回阳救逆，促使他苏醒。"

说罢，李中梓拿一壮艾炷，放置于周复庵腹部关元穴的位置上，点燃后仅灸到十壮，就发现周复庵的身体动了。又过了一会儿，周复庵就苏醒了。然后李中梓就开出四君子汤煎煮，让其内服一日三剂。周复庵服了三天药，便感到身体轻松很多。至此，周复庵才完全恢复了健康。李中梓对于这个患者，采用了艾灸关元穴的办法。关元穴具有回阳救逆、益气固脱的作用，也是强身健体的一个保健要穴。另外，四君子汤加姜、桂，人参加煨姜，无一不是从补气壮阳上考虑的。

周复庵是因为气血虚损而导致昏厥。李中梓认为，气与血为人所赖以生存的物质基础，气血充盈，外御百邪，气血虚损，给诸邪袭扰的机会，则百病丛生。虽然说阴阳是相互依存、互为化生，但是，他更看重阳气，认为气血阴阳对人体的作用中，以气、阳为主。

中医治病，讲究"用药如用兵"。就像军事家指挥作战，都是根据敌情调兵遣将，灵活部署作战方案。李中梓论述医理，能够深入浅出，著作大多通俗易懂，如《内经知要》《医宗必读》等，因而深受中医初学者的喜爱，在中医学的普及方面做出了诸多贡献。

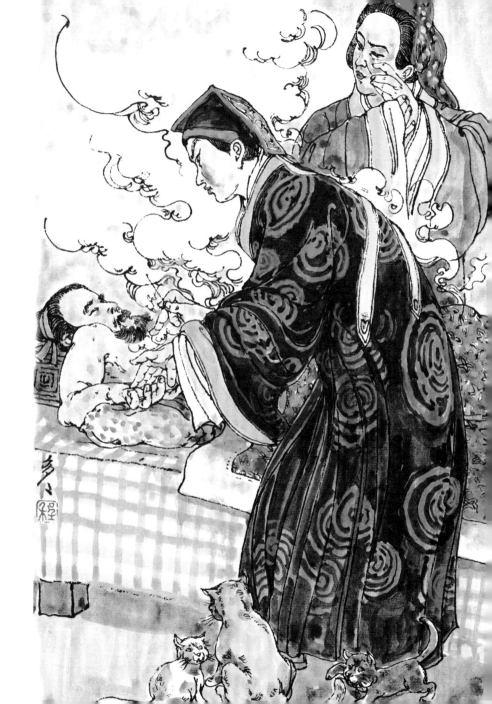

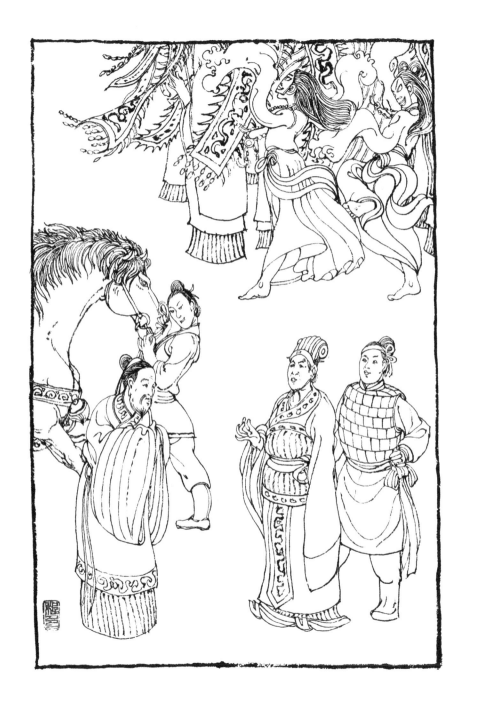

秦越人妙手回春

　　春秋战国时期有个秦越人，生卒年不详，姬姓，名越人，号卢医，少时学医于长桑君，尤善脉诊望诊断病，是当世的名医，被世人尊称为神医扁鹊（"扁鹊"是对医术高超、医德高尚的医者的尊称）。

　　当时秦越人带着弟子周游列国，为百姓治病。一天，他们一行来到了虢（guó）国（今山西省平陆县至河南省三门峡市一带）。城内传出巫师祭祀活动的声乐，这里是虢国都城，只有宫中出了大事才会有祭祀活动。

　　师徒几人进入城内，才得知是半日前虢国太子暴亡，都城正在举行祭祀仪式。秦越人带着弟子来到宫门前，找到了侍从官中庶子（负责管理诸侯、卿大夫子弟教育的官员），在仔细了解了太子的病情和"猝死"的情况后，秦越人认为太子其实并没有真死，表示自己能够让太子复活。中庶子认为秦越人所说是无稽之谈，人死岂能复生！秦越人让中庶子去听太子的耳孔，是不是可以听到有细微的声鸣。中庶子本不信，但听秦越人说得如此笃定，便忍不住跑去验证，果然与秦越人说得丝

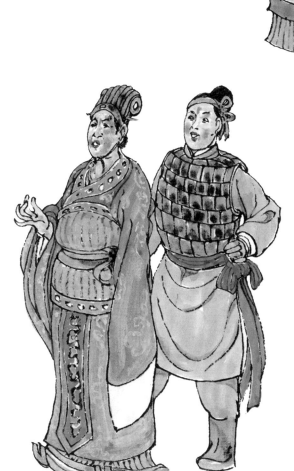

毫不差，中庶子惊呆了。

中庶子醒过神来，急忙向国君禀报。虢国的国君激动地赶到门前迎接。秦越人说："太子的病，名为尸厥（休克），是一种假死的病症。他的那种表象是因为阳气陷入阴脉而阻绝脏器的缘故。拙劣的大夫如果不了解内在的原因，就会将病人以亡故处理了。"随后秦越人立刻前往太子处，吩咐弟子给太子针灸，用砭针砥石，针刺太子的"三阳五会"穴，没过多久，太子缓缓地睁开了眼睛。紧接着，秦越人让另一个弟子给太子用药物温熨两肋，使温热的药气深入他的体内。过了一会儿，太子居然就慢慢坐起身来。在服药20余天加调理阴阳，太子的病就痊愈了。

太子起死回生的消息传遍各地，世人皆称秦越人是神仙。但是秦越人却如实相告：太子并未真死，我只不过把他治愈，使其早点恢复健康罢了。

秦越人著有《扁鹊内经》《扁鹊外经》，但均已佚失。他奠定了中国传统医学诊断法的基础，开创了"望闻问切"看病的方法，开创了中医学的先河，被尊称为"医祖"。

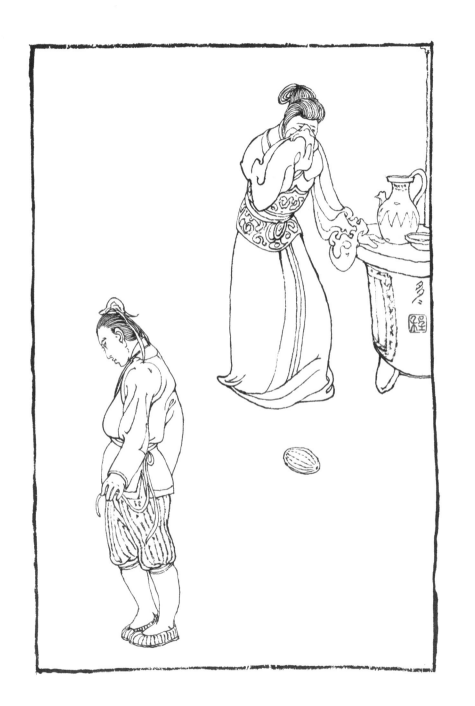

皇甫谧（mì）推举英才

皇甫谧，字士安，名静，西晋时期的安定朝那（今甘肃平凉）人，是东汉名将皇甫嵩的后代。

皇甫谧幼时丧母，因叔父多年无子嗣，父亲便将他过继给叔父，由叔母抚养。后来，皇甫谧随叔父迁居到了新安（今河南新安县）。少年时的皇甫谧贪玩成性，无心向学，是地方上有名的"不良少年"。二十岁时仍"未通书史"，整日游荡无度，像脱缰的野马。叔母望着叛逆期的皇甫谧，恨铁不成钢。一次，皇甫谧贪玩很晚回家，返回的时候，将所得的瓜果进献给叔母。可叔母却一边训斥一边哭泣，皇甫谧很惭愧，他发誓痛改前非、立志向学。叔父去世后，家里变得清贫。白天，皇甫谧帮助叔母料理家务，下田干活，晚上便苦读书卷，夜以继日地学习与著述。终于，皇甫谧博通典籍百家之言，写出《礼乐》《圣真》等论著，并自号玄晏先生。此时的皇甫谧已是盛名远播的著名学者，他多次谢绝朝廷的征召，终身不仕，潜心著述，写下了惊世骇俗的《笃终论》。

由于过度劳累，四十二岁时，皇甫谧不幸患了风痹病，双脚痛得几乎不能站立，苦痛异常。后他误食"寒食散"，病上加病，渴求良医但救治无果，他深感医疗对于人的重要，于是刻苦攻读医书，潜心钻研医学，尤其对针灸最感兴趣。皇甫谧每天忍受着痛苦，以身试针，给自己配药，最终治好了自己的风痹病。周围的患者听闻此事，就纷纷来找他求治，也都取得了满意的效果。这也使他成为当世的名医。

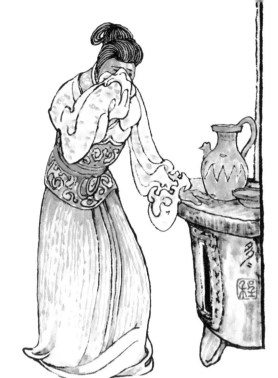

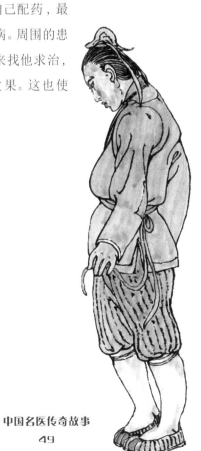

皇甫谧并不以此为满足，晚年的他以几部古典医书《素问》、《针经》（即《灵枢》）、《明堂孔穴针灸治要》为依据，结合自己的实践经验，编著了《黄帝三部针灸甲乙经》，共 10 卷。这是我国现存最早的一部理论联系实际、有重大价值的针灸学专著，一向被列为学医者必读的古典医书之一。

皇甫谧在医术上专研针灸，成就很高，我国历史上第一部关于针灸的医学专著就出自他的手笔。他成为"针灸疗法"的创始人，被誉为"针灸鼻祖"。

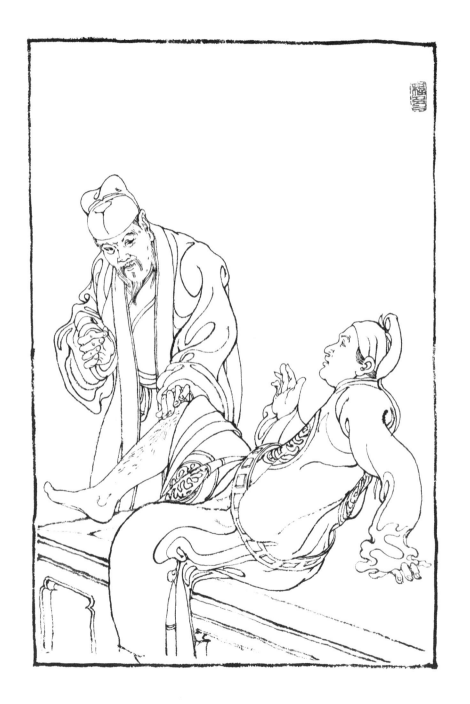

孙思邈的阿是穴

孙思邈，是唐朝京兆东原（今陕西省铜川市耀州区孙家塬）人。孙思邈百岁时，仍视听不衰，神采甚茂，也是中国古代著名的长寿之人。

孙思邈天资聪明，七岁读书，一天内很轻松地就能背诵上千字的文章，被叫作"圣童"。但他从小体弱多病，多年深受病痛之苦，让他认识到疾病对人的危害，萌发了学医的愿望。孙思邈成年后隐居太白山为百姓治病，渐渐获得很高的声名。美名在外，皇帝多次征召孙思邈入朝为官，孙思邈均托病婉拒。

这天，在诊床上，一个患者腿上被扎上了好几根针，边上的孙思邈一边捻针一边询问病人针刺后的反应。孙思邈一边琢磨，一边用大拇指在患者的病腿上推移按压。只听患者"啊"的一声。"是这里？"孙思邈问道。在确准痛点后，孙思邈掐住这个痛点，便在此处试行针灸。患者的腿疾马上减轻许多，下床高兴而去。孙思邈行医过程这个随痛点而定的穴位，后来也被他取名为"阿是穴"。"阿是穴"是针灸学中的重要俞穴，一直沿用至今。

　　孙思邈治病，不拘泥于常规，时有创意。一次，一个尿闭症的患者一直尿不出来，疼痛难忍，便找到了孙思邈。服药扎针，都无济于事，孙思邈判断是导尿管的问题。可是，尿道那么窄，到哪里找又细又软的管子？在这时候，孙思邈看到两个孩子用葱管吹泡泡玩，联想到古人有"葱叶导尿"的记载，于是，大胆地试用葱管插入病人尿道导尿成功。

　　孙思邈发现脚气病因人长期食用精粮引起，试着用米糠和麸皮治疗脚气病，还以杏仁、吴茱萸等几味中药，用食疗方法也成功治愈脚气病，这在当时是十分先进的。

　　孙思邈认真总结了唐代以前医药理论、临床经验，并根据自己多年的医疗实践，写成了30卷的《备急千金要方》。孙思邈认为生命的价值贵于千金，而一张处方就能救人于危殆，价值更当胜于千金，于是，撰写成《千金要方》《千金翼方》两书。从他的书中可以看出，针灸疗法在当时已被广泛地应用于临床。他的《千金要方》中的《大医精诚》篇，更成为医疗道德教育的经典。后世尊孙思邈为"药王"。

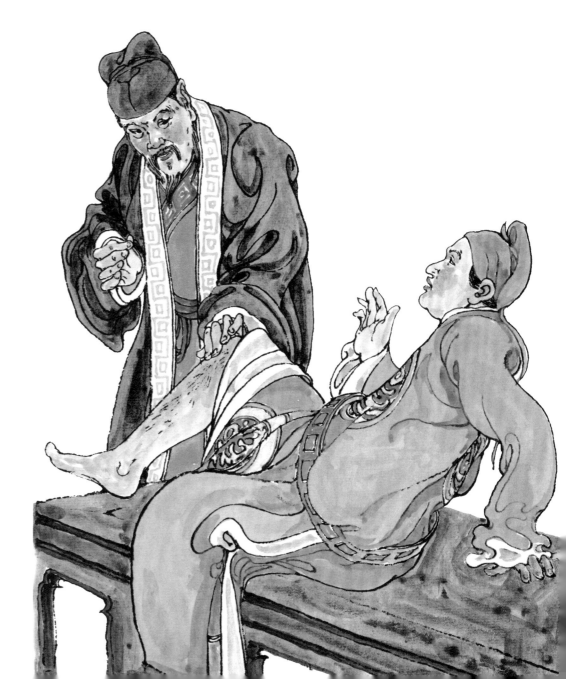

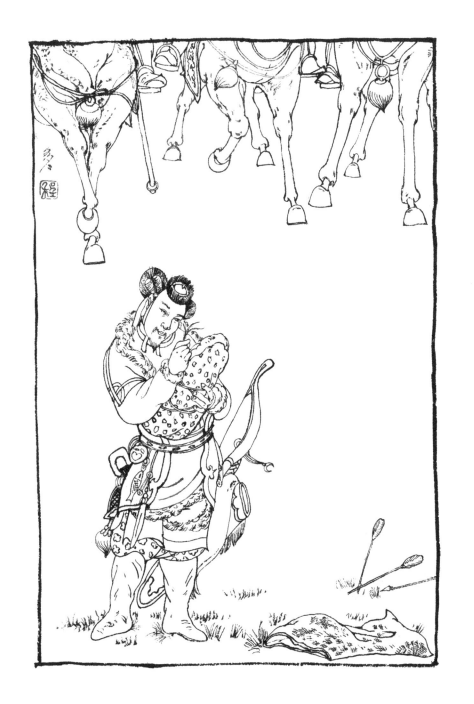

直鲁古学成太医

与北宋同时期的辽国，有一位针灸家，名叫直鲁古。他出生在中国西北吐谷浑（今青海）地区。

公元 916 年，契丹的辽太祖攻打吐谷浑，吐谷浑人寡不敌众，节节败退。一位吐谷浑骑士眼看要被契丹兵追上，他丢下身上的皮囊，然后回过身来放箭射向皮囊，仓促之间没有射中。此时，契丹军队赶到，吐谷浑骑士已经没了踪影。契丹骑兵十分好奇，便打开这个皮囊，发现里面竟然有个婴儿正在哇哇大哭。契丹兵询问了身边被俘的吐谷浑人，得知孩子的父亲正是企图用弓箭射杀他的吐谷浑人，其父不想爱子被契丹人所得，便狠心要将其射杀。这个吐谷浑人是个名医，家中世代擅长医术，即便骑在马上也能诊治患者。辽太祖知道了事情的原委，决定收养这个战地弃婴，给他取了契丹名字直鲁古，并交给皇后抚养。从此在皇后悉心照料下，直鲁古接受了良好的教育。或许是家族基因的影响，少年时的直鲁古对于医术产生了非常浓厚的兴趣，于是他拜名医为师，学习起了医术。大量珍贵的医学典籍被送入辽国都城，使得

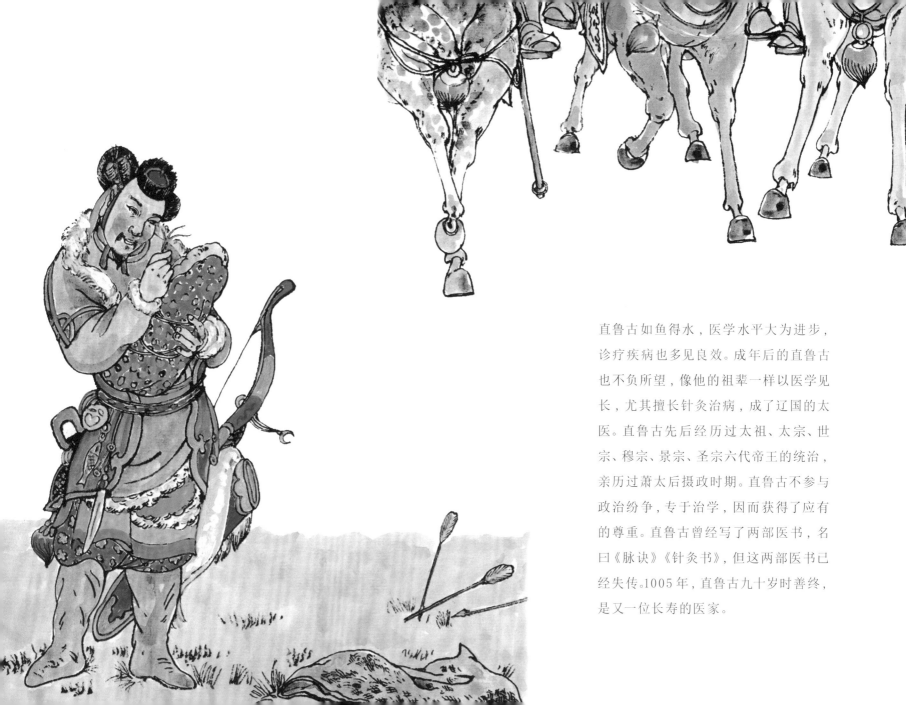

直鲁古如鱼得水，医学水平大为进步，诊疗疾病也多见良效。成年后的直鲁古也不负所望，像他的祖辈一样以医学见长，尤其擅长针灸治病，成了辽国的太医。直鲁古先后经历过太祖、太宗、世宗、穆宗、景宗、圣宗六代帝王的统治，亲历过萧太后摄政时期。直鲁古不参与政治纷争，专于治学，因而获得了应有的尊重。直鲁古曾经写了两部医书，名曰《脉诀》《针灸书》，但这两部医书已经失传。1005年，直鲁古九十岁时善终，是又一位长寿的医家。

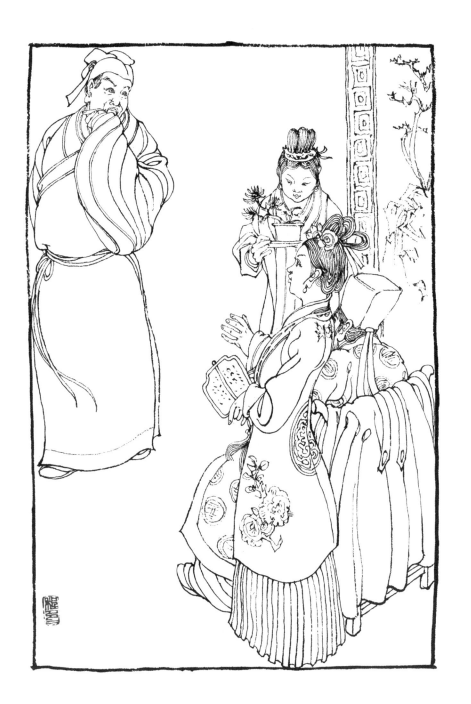

王子亨巧医吐舌病

　　王子亨，名贶，是北宋时期考城（今河南兰考）人。王子亨自幼聪明好学，饱读诗书却几次科考都名落孙山，一气之下，弃文学医。

　　王子亨跟随南京（今河南商丘）名医宋道方学医，并成了他的女婿。经过两年的学习，王子亨告别了师父，来到京都行医，想闯出一片天地。哪知事非如人愿，京都名医如林，游方郎中王子亨既无名望，又无举荐，一直也没有人前来应诊。

　　一日，王子亨心情沮丧地走在街巷中，看到一群人围着墙上的告示，议论着什么。王子亨挤入人群，看到告示上写着：有病人得了顽疾，吐舌已经十多天，食物难以下咽，特告示招纳贤士，称谁能医好此症，必将重谢。王子亨此时正为自己的处境发愁，于是就去揭榜。王子亨被引进厅堂，只见一个中年男子坐在太师椅上，长长的舌头垂到下巴上了。原来那病人是个大盐商，前一段时间，朝廷突然改变售盐法，他看到布告后大惊，舌头不由自主地伸出老长，此后便再也缩不回去了。王子亨见到这怪相，忍不住失态大笑，一边伸手搭上

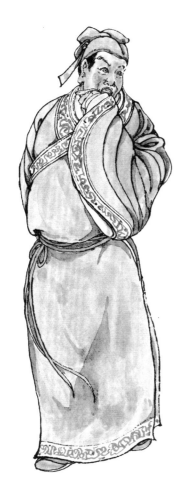

了男子的脉搏，还故作镇定地对盐商家人说："可笑京城之大，却没有人能奈何这小小舌头！"王子亨虽然嘴上说得轻松，但心里却犯怵，像揣着个兔子，忐忑不安。这是《针灸经》上没有记载的"惊阻脉络"之症。王子亨眉头一皱，计上心来，对盐商说："你的病叫'舌纵'之症，是内火炽盛所致。书中早有记载，治之何难？我一针下去，包你立刻就好。"这话使高度紧张的盐商放松了下来。接着，王子亨左手用筷子压住盐商舌底，右手快速用针刺入他的舌根，大声说："好！你舌头上阻痹的经络已打通了，针拔出即可恢复常态！"盐商被这么一刺已经疼痛不已，又听到马上要治好了，顿时觉得更放松了。随着王子亨的针猛地拔出，盐商舌头顿时就缩了回去。盐商高兴极了，赠王子亨白银千两，临别时盐商一家人将他送到大门外，千恩万谢。从此王子亨的名气在京都传开。

王子亨能成功治愈此病，是他无意中大胆运用了中医心理治疗中的"暗示疗法"，用语言来强化病人对治疗的信任，病人由此产生强烈意念，同时再配合物理刺激，故得以痊愈。当然，意念不能完全代替医疗，它是病人产生良好情绪取得较好医疗效果的基础。王子亨后来也更加用功细读医书。他潜心研究了《肘后备急方》，学风严谨，闻名于世。宣和年间他授官，任朝请大夫，人称"王朝奉"，著有《全生指迷方》一书。

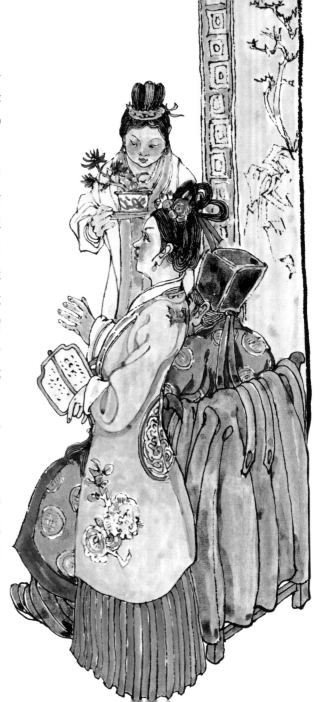

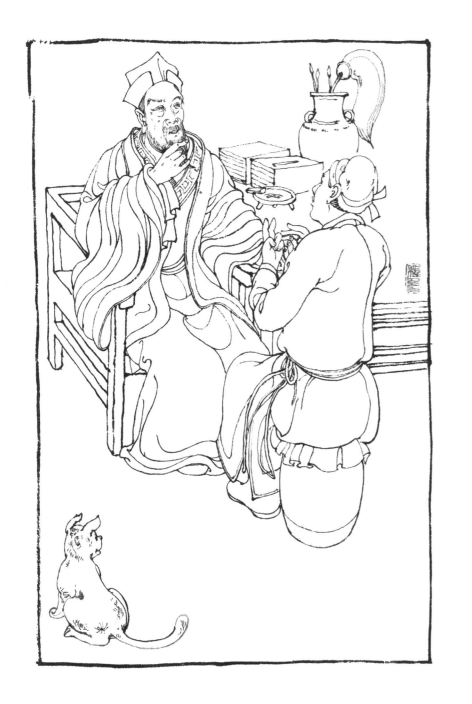

刘河间亲验张元素

张元素，字洁古，金代易州（今河北保定易县）人。他八岁应"童子举"，堪称少年奇才，一路顺风，直到二十七岁应殿试，因在应试时犯"庙讳"而落榜。这对他的打击很大，只得走上了学医的道路。

张元素学医很刻苦，又有天分，他深入研究了《黄帝内经》等医学经典。有一日，张元素梦见有人用大斧长凿，把他的心凿了一个方块，拿了下来，通过这个心窍，放了很多卷医书进去。醒来之后，张元素对那个离奇的梦记得清清楚楚。说来奇怪，起初他医术不精，在做了这个梦后不久，茅塞顿开，渐渐地形成了自己的医学观点和施治主张，放之于临床每每都能见效，医术就此大进。

一次，当时的名医大师刘河间（原名刘完素，金元医学发展的开篇人物）患了伤寒，头痛脉紧、呕逆、不思饮食，自己治疗了八天也不见好转。张元素知道后，马上前往探望，并毛遂自荐地要为他看病。原本刘河间见后生前来探视拜访，心中十分开心。可是，当张元素表示要为他诊治的时候，刘河间却对张元素十分冷淡。刘河间觉得自己行医几十年，声名遍及各地，却要由一个初出茅庐的后生来治病，真是尴尬。因此刘河间转过脸去，面壁而坐。张元素早有心理准备，打破僵局说道："在下不约而至来到贵府是冒昧了。不过我觉得大师为病所苦已经有些日子，而想找大师诊病的百姓也已经等待多日。您若如此坚持，有可能延误病情。您就让我诊治，若是好了的话，对您和患者都是好事。不好的话，再赶我走也不迟。"

刘河间被张元素的话打动，心想自己也病了许久，不妨让他诊治，看他到底有多大能耐。于是他转过身来，伸出了手，接受张元素为他诊治。张元素诊脉后，询问刘河间最初发病时，是否用了寒凉的药物，并说出了药物的名称。刘河间点头称是。接着张元素说出脉情：因刘河间曾服用的药物主寒，越服用越寒，使原本该发的汗不能外泄，致使病症变化成现在这样。刘河间看张元素判断准确，说话有理有据，就认可了他的治疗方案。治疗几天后，刘河间的病很快好了。刘河间不禁感叹后生可畏，对他赞赏有加，张元素由此名声大震。

后来张元素独成一派，成为"易水学派"的开山鼻祖和金代中医大家。张元素对后世影响最大的是"扶养胃气"学说，对脾胃病的治疗有着比较系统和完整的方法，后者最终成为"易水学派"最突出的理论特色。张元素在脏腑辨证和遣药制方两方面的理论，不仅在当时具有指导意义，就是到了今天也仍为我们借鉴和运用。

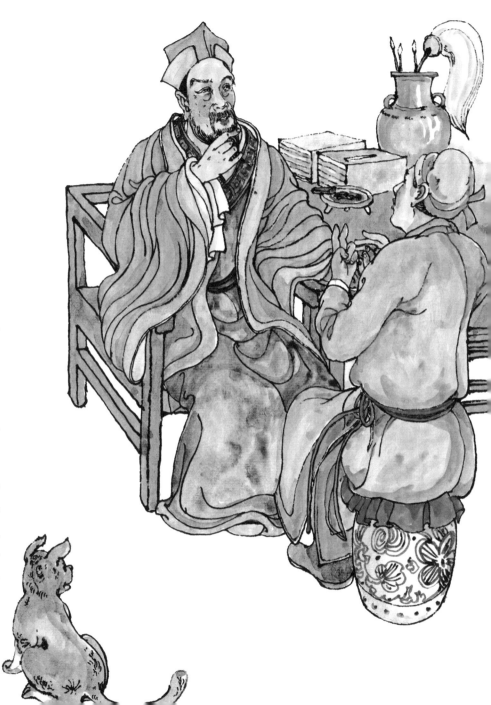

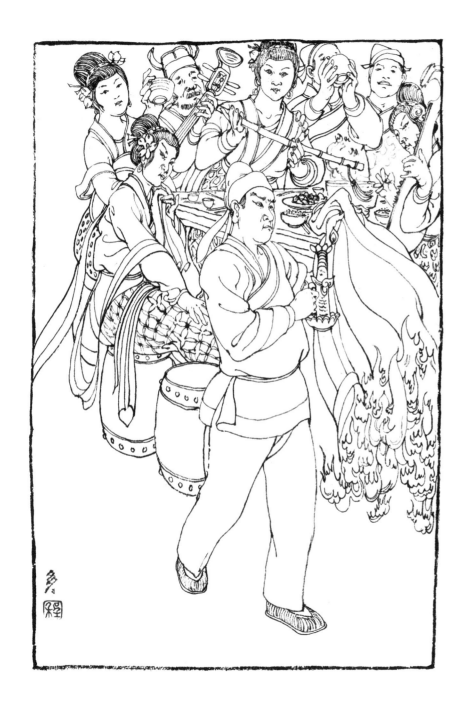

李杲除大头瘟

    李杲，字明之，生商贾之家，家中世居真定（今河北正定，因为真定汉初为东垣县，所以李杲晚年自号东垣老人），也是中国医学史上著名的金元四大家之一。

    李杲初从医之心，源于其母不幸染病不治而故，其间的病名药方皆未能治。李杲悔恨自己不懂医术而痛失母亲。之后，冷静下来的李杲开始到处打听哪里的名医收徒弟，发誓从医。

    当时易州（今河北易县）燕赵名医叫张元素。李杲求医心切，不惜远离家乡，挟千金拜其为师。经过数年的千锤万磨，他基本掌握了张元素的诊治技术，于是辞别老师，返回故里。

    李杲初时行医，只是常给亲朋看病开方，疗效甚佳，尤其他对中焦脾胃在治疗中的意义有独到见解。此时适值战乱，出现了诸多患者，为李杲提供了大量临床实践机会，他便开始悬壶为医。凡是经过李杲诊治的病人，多获得救治。

    那年春天，热得早了点，气候也干燥，北方出现了很多症状类似的病人。这些人最初身上发冷，浑身无力，而后头面部出现肿大，肿胀到几乎睁不开眼。不久病人咽喉开始疼痛，喘气也有阻塞感，最后症状很快恶化，很多人没多久就死了。大家才意识到是瘟疫，各家房门紧闭，街上空无一人，但为时已晚，瘟疫开始肆虐。人们为这种瘟疫起了个形象的名字：大头瘟。

李杲医者仁心，不忍见疫魔肆虐，无端端夺人性命，闭关房内，废寝忘食地探求该病的发病原因和治疗方法。他苦思数天，终于创制出方剂——普济消毒饮，一半用药煎服，一半是口含药丸。患者服用后会忽然咳嗽起来，然后平静下来，最后肚中泛饿需要进食而病痊愈。这个方子至今仍是中医治疗热性传染病的常用药方。李杲让人把药方刻在一块木板上，悬挂于人群聚集之处，供大家使用。

李杲的代表作《脾胃论》至今还对临床起到指导作用。他著书传世，教授弟子，为历代医家所景仰。受惠于李杲的罗天益，比较全面地继承了李杲的脾胃学说，他的学说对于后世医家，尤其是温补学派影响很大。

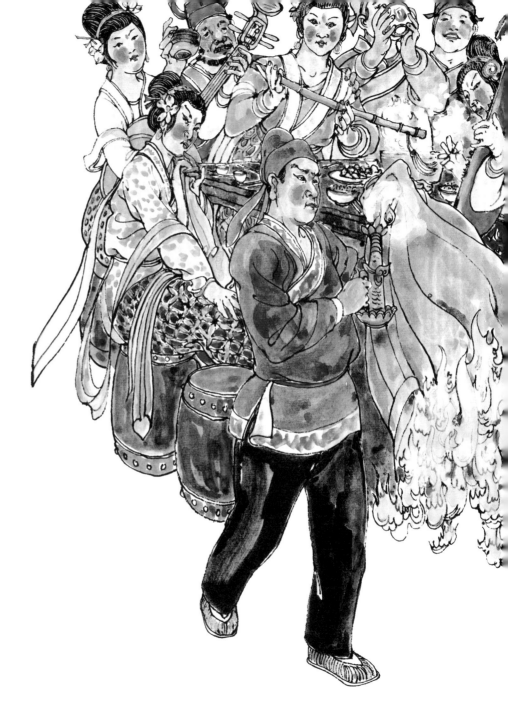

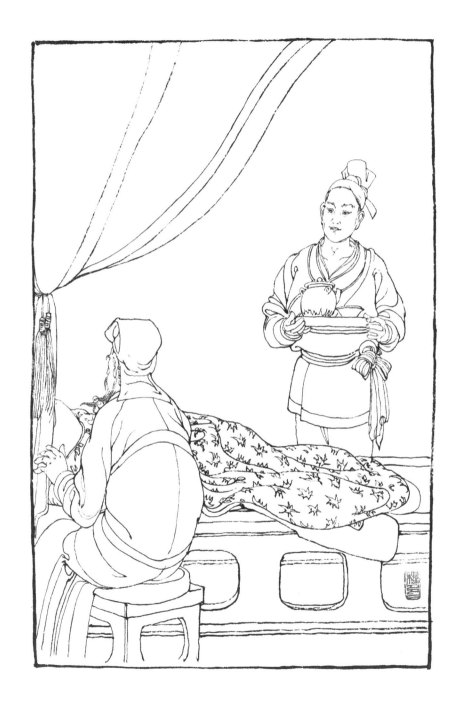

楼英针刺除陈症

元末明初，萧山楼塔出名医，字全善，号全斋，乃浙派中医"丹溪学派"重要的成员——楼英。

楼英自小聪颖好学，博览群书，内化于心。因其祖上三代为医，楼英开始研习《黄帝内经》及历代著名医家著作。

十七岁那年，母亲病重，楼英精心侍奉，亲尝汤药，寸步不离母亲床前。他的父亲延请名医戴原礼为其母治病。母亲在戴原礼诊疗下，药到病除。楼英对戴原礼的高超医术钦佩不已，心中萌发了行医济世的愿望。于是，他常常向戴氏请教医术，医理和医术日益精进。

二十岁的楼英一边读书习医，一边给乡亲们诊脉治病。他亲自采摘草药，煎汤制丸，往往治病妙手回春。一来二去，口碑越来越好，楼英就成了名闻四方的江南名医。

洪武年间（1368—1398），明太祖朱元璋患顽疾，楼英被推荐去为朱元璋看病，不久便药到病愈。明太祖见他医术高明，命他留在京都太医院任太医之职。但楼英不慕荣华念百姓，苦练医术欲解天下疾，不久就以年老体弱多病为由辞

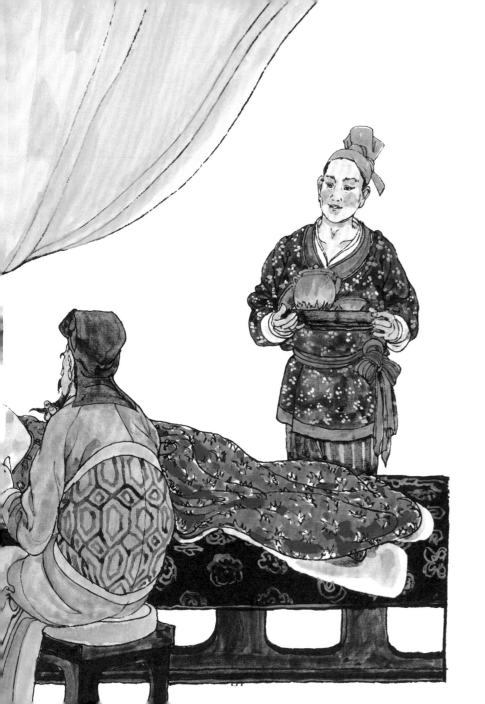

官。楼英返回家乡，一边继续行医，一边著书立说。令人钦佩的是，楼英虽然曾任朱元璋的御医，却平易近人，对于穷苦的病人仍然不收分文，尽心尽力为他们医治。

一次行医诊病时候，他遇到一位头痛一年有余的老妇人。病人开始头痛的时候，发发停停，后来就经常头痛，几乎没有停下来的时候。楼英问其是否看过医生，老妇人回答说看过，也服过药，放过血。楼英一听，心头一惊：没想到放血这招没什么效果。他便又进行诊脉，手指刚触碰到患者的寸口，不由向后一缩：这手好凉啊。他赶紧顺着手腕向肘的方向摸去，还好，寸口之上的皮肤是热的。再吩咐老妇人脱去鞋袜，摸了摸她的脚，和手一样凉，摸至踝以上就不凉了。楼英暗想好险，这还有救。他再看向老妇人的手脚，血络都变成黑色的，再这样下去血就流不动了。楼英心中有了主意，他先找出痹阻之所在，用针刺入手足血络紫黑之处，针拔出后，如墨汁样的黑血就流了出来，竟流了数盏之多。这样楼英就医好了她持续一年多的头痛症。

楼英行医做到每病必录，大量的医案，结合自己的临证经验，加上他的仔细梳理研究，耗时 30 年著成《医学纲目》40 卷。此书所述病症多属常见病，是综合性医书，实用价值很高。50 多年后，《医学纲目》成为明代著名药物学家李时珍编撰医药巨著《本草纲目》的重要参考资料。

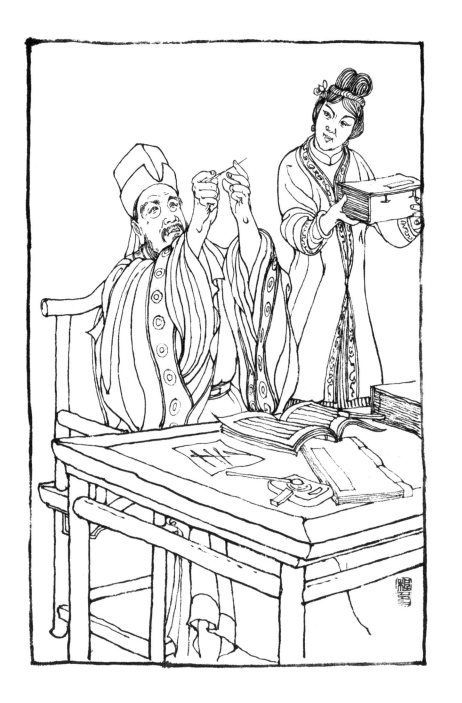

杨继洲情系大成

杨继洲，名济时，三衢（今浙江衢州）人。他出身医学世家，有浓厚的家学渊源，祖父和父亲都曾任职于太医院。但杨继洲的父亲希望他走科举仕途。杨继洲对当官不感兴趣，在科举屡次受挫后，他将四书五经扔在一旁，潜心攻研医术，卓然有悟，尤擅针灸。杨继洲治病常一针、二灸、三服药，有神效，被称为"针圣"。

嘉靖四十年（1561年）的时候，官员夏中贵得瘫病，不能行动。当时有一个叫何鹤松的医生，给他治疗了很久都没有起色。于是，夏中贵另请杨继洲为他治疗。杨继洲诊断后，断言此病一针即可见效，满座宾客无人信。跳穴扎针需手法，片刻取针即可走。中贵向前微挪步，双腿复健能行走，感遇良医施针，特备厚礼与杨继洲。这件事让何鹤松怀恨在心，觉得杨继洲断了他的财路，还毁了他的名声。

数年后，夏中贵旧病复发，又来请杨继洲。杨继洲当时担任嘉靖皇帝侍医，还兼太医院的官职，因此无法前往治疗。何鹤松就挑拨说，杨继洲那次得成功治疗是误打误撞，这次不敢再来诊治了。尽管如此，杨继洲也未把此事放在心上。他心中坦荡，要做的事情很多。他的后半生的心愿就是出版一部针灸专著。这样既能彰显杨氏家族针灸特色，又能为更多人解除病痛。

　　作为明代杰出的针灸学家，杨继洲医术高超，作风严谨，盼望岐黄薪火代代相传。他搜集历代针灸文献，以《素问》《难经》为基础，经过长期实践，积累了丰富的治疗经验。他将祖传秘方和自己的经验结合起来，撰写了《针灸大成》10卷，此书成为内容最为丰富、流传广泛、影响甚远的一本针灸学专著。

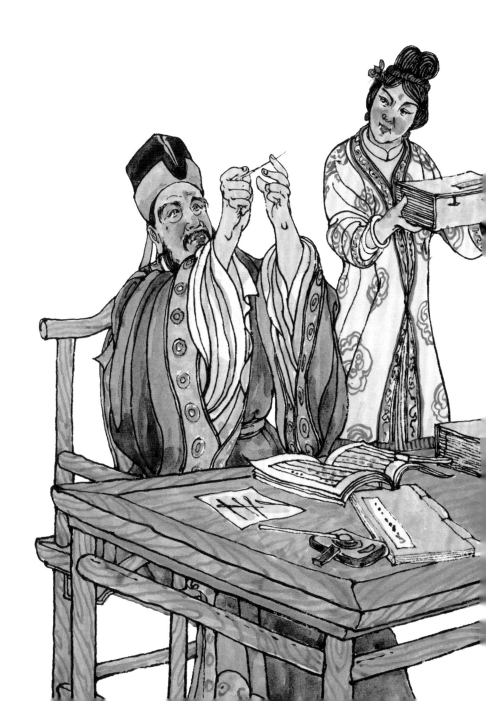

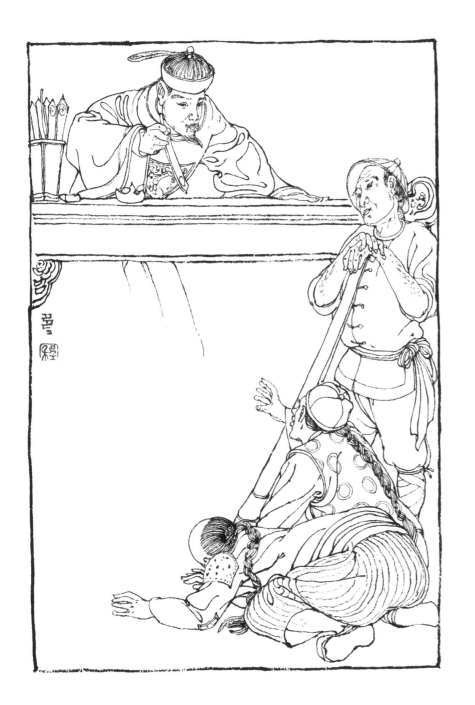

韩贻丰"针法断案"

韩贻丰，字芑斋，浙江慈溪人。他出身书香世家，善书法，幼习儒业，旁通医学，是清代的针灸医家。

韩贻丰任永宁县令期间，善于治政，治政法度严明，盗贼匪类心惊胆寒。他通针灸法，从政之余往往为百姓看病，得百姓赞誉，医名渐起。

一日，天蒙蒙亮，门外差役急报一村纠纷起，争斗之余一人亡。韩贻丰听说是命案，速随差役前往查看。他在村民的指引下，见到一个男子躺在地上身体僵挺，毫无生息。韩贻丰撩开男子衣服，见他身上有好多青紫色瘀斑。乡邻皆言男子父母年老有病，家境贫寒，且只有这一个儿子。韩贻丰仁心动，取出针包欲救其命，银针刺入百会穴，躯体却丝毫无应答。韩贻丰一边继续针刺，一边安排男子的亲朋近邻轮流给他温熨身体，女的就近烧水，水快开时，在韩贻丰的指导下，用热水去揉搓男子的手足。几番下来，奇迹居然发生了，男子的身体开始柔软了下来。在刺到第十四针的时候，众人忽然听到男子的喉咙发出了声音，鼻翼也有些扇动，口中略有些微气息，脉搏微动。当刺到第二十一针时，男子喉间"呼噜噜"发出一阵巨响。他突然睁开了双眼，手足也开始伸屈起来。当韩贻丰摸到男子的青紫处时，男子忽然大叫："痛死我了。"韩贻丰便叫人拿来酒，以药饮之，又将用酒调成的药糊涂敷于伤处，没有伤着的痛处皆以针针刺。处理完毕后，韩贻丰即刻责令凶手服侍男子好好地调养，如有不测，就要拿凶犯的性命作为抵偿，行凶者叩头领命不敢怠慢。没到一个月，男子便痊愈了。行凶者也来恳请韩贻丰给他一个改过自新的机会，那伤愈的男子也来求情。韩贻丰见伤者主动要求从轻发落行凶者，于是便责令打五十棍后放人。案子总算得以了结了。

韩贻丰使男子起死回生的是"太乙神针心法"。事实上，这种方法是一种艾灸法，之所以成为"针"，是因为操作时，施按于穴位之上，类似针法。本案中韩贻丰使用的是"雷火神针法"，在《本草纲目》中也可找到相关记载。韩贻丰将其不断改进，并更名为"太乙神针心法"。

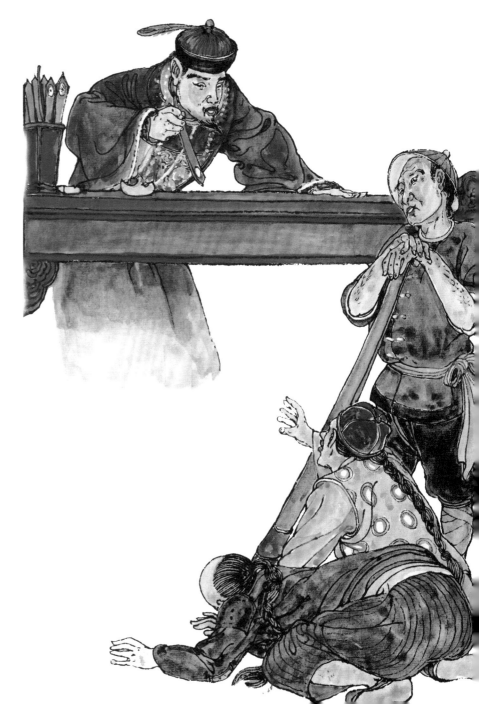

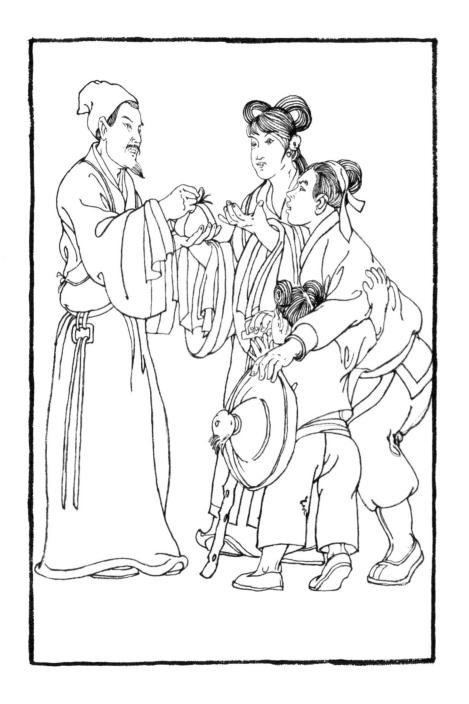

华佗断病如神

华佗（145—208），字元化，一名旉，沛国谯县（今安徽亳州）人，东汉末年著名的医学家。他医术全面，尤擅长外科，被后世称为"外科圣手"，是中国历史上最负盛名的神医之一。

那日，军吏李成坐在床前，紧皱眉头，一手遮着鼻子，一手捂住胸口，伴随着不停剧烈的咳嗽声，他的面孔涨得通红，眼泪也被咳出来了。就这样，李成的病又延续了不少天。他终日咳嗽不停，常吐脓血，难以入睡，精力几乎耗尽。李成家人慕名请到了华佗前来诊治病情。华佗诊察后，说道："您的病是肠道痈疽脓肿，咳嗽所吐出来的，并非是从肺里来。我给您拿点药末，也就两钱，应当吐出二升多脓血，等脓血吐净了，自己就好好地保养起来。""真正好起来要多长时间？"家人问道。"一个月可以下床起来走动走动，饮食起居正常的话，一年便能康复。未来18年当中可能会有一次小的发作，再服用这个药末，也将再次痊愈。"华佗说着，又拿出二两药包交与李成的家人道："如果再次发作没有这个药，就没有救了。"李成得到此药，返回家中，服药调理，如华佗所言，一月消除了主要病症，一年左右健康如常人，就这样过了五六年，碰到了亲戚中有类似于李成的病人，对李成说："您如今身体强健，你看我就要死了，你有这种救命的药物，不能看着我没药而死去吧？何不先拿来借我服用，待我痊愈，再为您向华佗再索要。"李成不忍拒绝，就将第二包药给了亲戚。后来这亲戚便去沛国谯县找华佗补药，可是这时华佗已经被曹操抓了起来投入了监牢，李成就拿不到药了。18年后，李成终于旧病复发，无药可服，以至于就这样死去了。

　　华佗医术神妙，能察色诊脉、明断虚实，李成极具宿命感的结局，让人感慨：死生有命，医者奈何。他首创用全身麻醉法施行外科手术，独创世界最早的麻醉剂麻沸散，用来进行开腔破肚的外科手术。华佗继承和发展了前人"圣人不治已病，治未病"的预防理论，为年老体弱者编排了一套模仿猿、鹿、熊、虎等五种禽兽姿态的健身操——"五禽戏"，成了人们心目中的神级医生。如今说一个医生医术高明，往往会用"华佗再世"来形容。

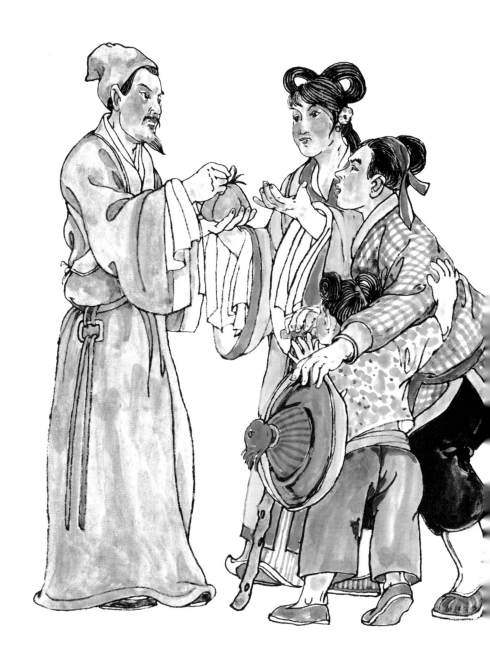

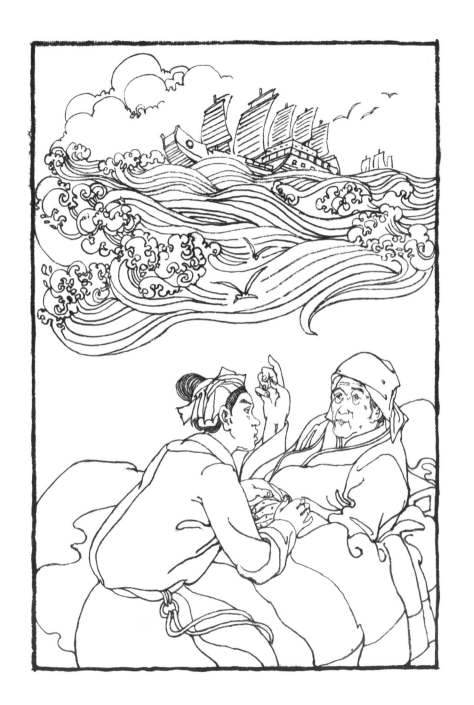

钱乙献"黄土汤"

钱乙，字仲阳，郓州（山东郓城县）人，是北宋杰出的医学家，被尊称为"儿科之圣""幼科之鼻祖"。他结合自己的临床实践，在张仲景总结的辨证施治的基础上，摸索出一套适应小儿用的"五脏辨证"法。钱乙在肾气丸的基础上加减化裁的六味地黄丸，初衷是为了治疗小儿"五迟"之症，即生长发育迟缓。

其父钱颖，业医，尤善针术，性嗜酒好游。某日钱颖独自东游，无返。当时钱乙三岁，母亲已亡故，姑母一家怜其孤苦，收养为子，视如己出。钱乙长大后就跟从吕君学习了医术。吕氏将死，就把钱乙的身世告诉了他。钱乙号啕哭泣，赴东寻父，经五六次终寻得。又过了几年，迎父归乡。这时钱乙已经三十多岁了，乡亲们感其孝义，赋诗赞颂。

元丰年间（1078—1085），北宋长公主的女儿患病，众太医束手无策，但被钱乙给治好了。长公主便上奏皇上，授予钱乙"翰林医学"的官职，赐给六品官服。第二年，宋神宗的皇子仪国公突发抽搐，众太医进进出出，但仪国公的

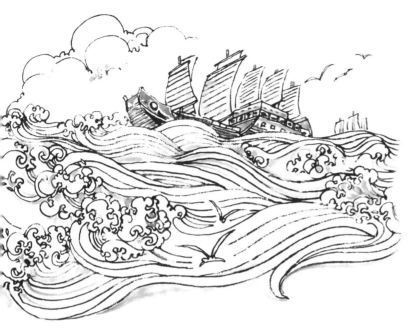

就难治，用药稍有偏差就会酿成大错，所以古代医界素有"宁治十大人，不治一小儿"的说法。钱乙行医多年，发现很多孩子因先天禀赋不足或营养不足，会发育迟缓。所以，钱乙慎重地将成人常用的补肾方子——金匮肾气丸中的肉桂和附子两味药拿掉，则既能保证小孩的补肾效果，又没有升阳动风动火的担忧。这就是六味地黄丸的由来。

钱乙位至太医，誉满京师，终生致力于行医济世，是中国医学史上第一个著名儿科专家。他所著的《小儿药证直诀》是中国现存的第一部儿科专著，第一次系统地总结了对小儿的辨证施治法，使儿科自此发展成为独立的一门学科。后人视《小儿药证直诀》为儿科的经典著作，它比欧洲最早出版的儿科著作早300多年，也是我国第一本用原本形式保留下来的儿科专著。

病毫无起色。长公主马上推荐了钱乙，皇帝听闻后立即宣召。钱乙入宫后断定皇子的抽搐是因为脾虚所致，因此进献了一副"黄土汤"。顾名思义，方中的主药就是黄土，但这黄土不是普通的田间地头的黄土，而是锅灶灶心里经过天长日久煅烧过的黄土。最终皇子服药之后，不久便治愈了。宋神宗召见钱乙，询问用"黄土汤"治愈皇子疾病的原因。钱乙回答说："以土去抑制水，这样木就能平复，那么突发抽搐自然就被控制住了。况且前几位太医的治疗已使皇子的病症接近痊愈，我是恰好赶上皇子将要病愈。"宋神宗于是提拔钱乙担任太医院的太医丞（官至三品），又赐给紫色官服和金质鱼符佩戴。小儿病向来

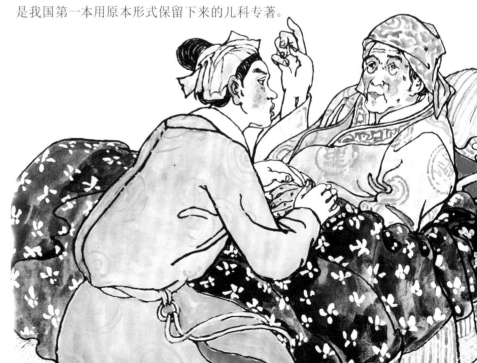

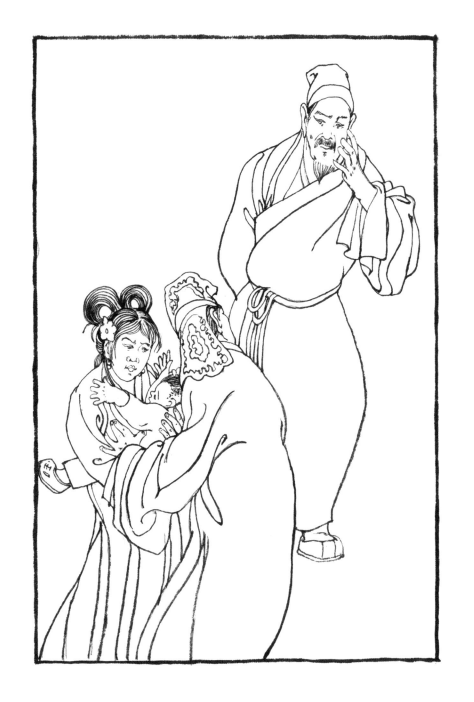

张景岳急智解危难

张景岳，本名介宾，会稽（今浙江绍兴）人，是明代著名医学家。他因善用熟地黄，人称"张熟地"。张景岳祖上以军功起家，家境富裕，从小广泛接触了诸子百家等经典著作。从小受通晓医理的父亲熏陶，张景岳对于《黄帝内经》的兴趣明显高于四书五经。当时清朝势头正起，而明朝气数将尽，这也致使张景岳戎马生涯早早结束，潜心于医道，以此来解百姓之疾苦。

一日，一名王氏妇女随手拿了一枚钉鞋的圆铁钉给儿子玩。孩子误塞入口中，吞到喉间出不来。王氏见状大惊，忙倒提小孩两足，欲倒出铁钉，哪知小孩反而鼻孔喷血，情况十分危急。孩子的父母连呼救命。恰好张景岳路过这里，他见状急命其母将小儿抱正，小儿"哇"的一声哭开了．张景岳断定铁钉已入肠胃，小儿父母早吓得六神无主，哀求张景岳想想办法。张景岳陷入沉思中，他记起《神农本草经》上有"铁畏朴硝"一句话，想出一个治疗方案。他取来活磁石一钱，朴硝二钱，研为细末，然后用熟猪油、蜂蜜调好，让小儿服下。不久，小儿解下一物，大如芋子，润滑无棱，药物护其表面，拨开一看，里面正包裹着误吞下的那枚铁钉。小儿父母感激不已，请教其中的奥秘。张景岳解释说："芒硝、磁石、猪油、蜜糖四药，互有联系，缺一不可。芒硝若没有吸铁的磁石就不能黏在铁钉上；磁石若没有泻下的芒硝就不能逐出铁钉。猪油与蜂蜜主要在润滑肠道，使铁钉易于排出。蜂蜜还是小儿喜欢吃的调味剂。以上四药同功合力，裹护铁钉从肠道中排出来。"这也是中医用药讲究配伍，各味药在方剂中各自起着相互作用的道理。

张景岳是温补学派的代表人物，也是实际的创始者。他自己也活到快八十岁，这在当时已经是奇迹了。张景岳留给后世不仅有《类经》《景岳全书》《质疑录》等中医学经典著作，还有他"活用古方，长于温补"的中医思想。他以古方为基础，执古方"意贵圆通"之意，创立了很多新方，临床试用，效果甚显，其医学思想体系代表着我国中医学理论的发展进入了一个新阶段。

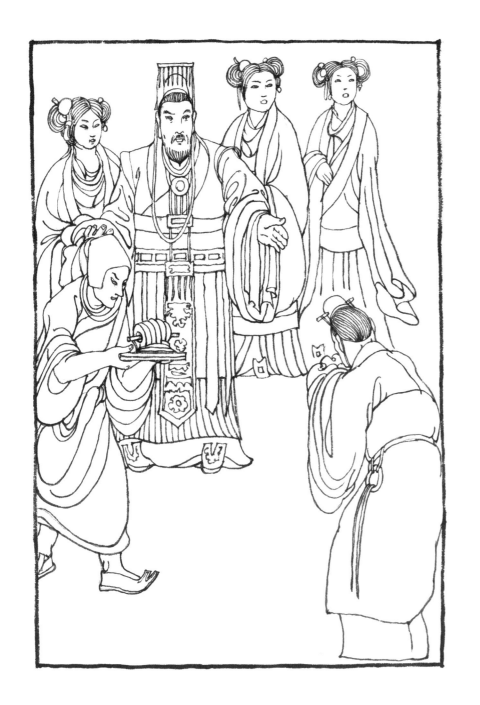

姚僧垣辨证用大黄

姚僧垣，字法卫，吴兴武康（今浙江湖州市德清县）人，是南北朝时期的著名医家，用药精当，因病因人而异颇有心得。姚僧垣作为历代名医中爵位最高第一人，曾被授予"太医下大夫"之职，后人称其为"姚大夫"。但是姚僧垣不改初心攻难症，勤学岐黄种福田。

一日，梁武帝萧衍因发热欲服大黄，姚僧垣诊察后断然否定，认为大黄乃快药，年高体弱者不宜轻用。但梁武帝没有听姚僧垣的劝告，结果导致大泄，病情加重，差点一命呜呼。当夜，姚僧垣即用温和之法，取平补之药，连进数剂，才使梁武帝热退神爽，渐趋安康。后梁武帝之子梁元帝萧绎在位时，患有胸腹胀满的宿疾，于是召集众太医商讨治疗方案。众太医对于当年梁武帝差点因大黄丢性命之事记忆犹新，因此纷纷主张皇帝龙体至尊至贵，不可轻率用猛药，应当用一些药力平和之药，让其逐渐疏通。而姚僧垣又一次力排众议，认为元帝的脉象洪而实，疾病是积食导致，大黄最为对症。结果他一剂即愈病，被传为医林佳话。

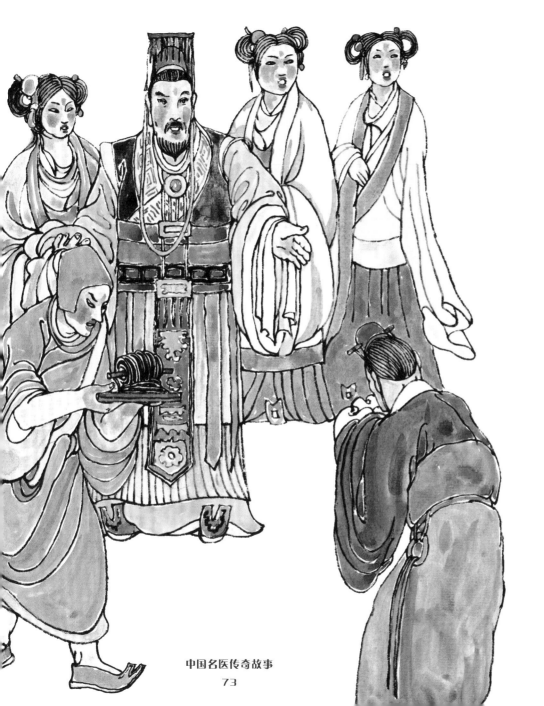

　　姚僧垣作为一代名医，活了八十五岁。他一生经历了齐、梁、北周、隋四个朝代，九位皇帝，"医术高妙，为当时所推"，手到病除，无一例外。姚僧垣晚年结合自己的临床经验，编纂了《集验方》十二卷、《行记》三卷，多为简要易得、疗效可靠的验方，流传非常广，是古代最重要的方书之一。

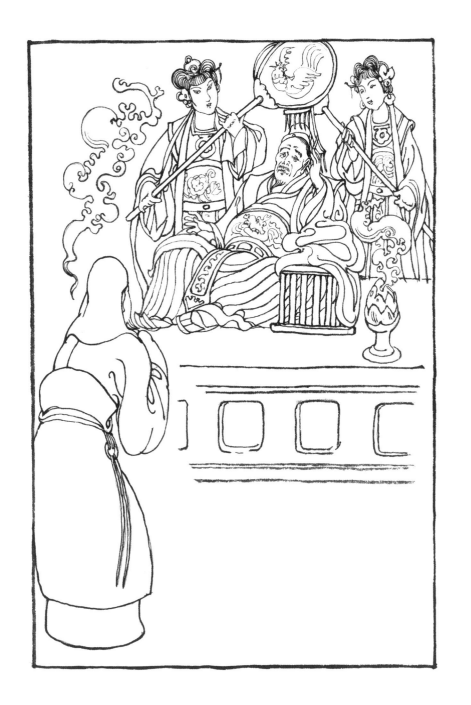

医和医蛊病

　　春秋时期秦国的名医医和行医的年代比同时期秦国宫廷医师医缓稍晚些。他与医缓同样闻名，同样医术超群。

　　晋平公淫乱祸萧墙，身乏体弱日憔悴，看遍群医皆无方，闻医和身怀绝技回生术，重金延请来诊治。医和奔赴把脉号，断言晋平公生机将毁于一旦。医和坦言道："从脉象上看，大王这个病的病因，不是饮食失调，是大王过度沉迷于女色。疾如蛊，沉迷惑乱丧失了心志，这种病是要命的，没人能治好。良臣将死，天命不佑。"晋平公闻言惊坐起，却问美色能否近？医和回答："不是不能，只是要有节制。万事万物一旦过度，就要休止下来。譬如上天有六种气（阴、阳、风、雨、晦、明），降下来化生五种味道（酸、苦、甘、辛、咸），表现为五种颜色（青、赤、黄、白、黑），体现为五种声音，在时间上区分为四季（春、夏、秋、冬），过度就会产生六种疾病：阴气过度造成寒病，阳气过度造成热病，风气过度造成四肢的病，雨湿过度造成肠胃的病，白天操劳过度造成心力疲惫的病，夜晚活动过度造成心志惑乱的病。如今大王却没

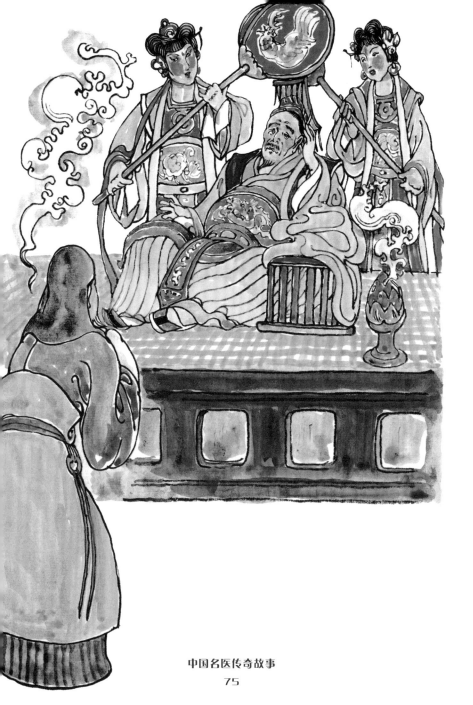

有节制，不分昼夜，才到了这样的地步！"赵孟候于宫殿外，求问"良臣将死"是何意。医和回答说："良臣说的就是您啊！您辅佐晋国，至今已八年了。晋国国内没有动乱，与诸侯外交也没有失礼的事情，您可以称得上是良臣了。我听说，一个国家的大臣，荣享着国君的宠信和俸禄，担负着国家的重任，有灾祸发生，却不能改变它，一定会受到灾祸的损害。如今大王因得病，势将不能谋虑顾念国家大事了，灾祸哪一个比这更大呢？"

赵孟感慨医和识破自己心力交瘁，又忙问何为蛊。医和答道："过度沉溺于令人心志惑乱的事所生的病叫'蛊'；在文字上，皿和虫两个字合在一起就成了'蛊'；谷物中孳生的飞蛾也是'蛊'；在《周易》中，女人迷惑男子，就像大风吹落了山上的草木一般，同样叫作'蛊'。这些都是同类的事理。"赵孟叹道："大医医国，中医医人，下医医病。你真是良医啊！"于是礼送医和回国了。后来，晋平公因收敛了放纵之性，身体也就逐渐好转了。

人与自然息息相关的论点，蕴含着中华阴阳五行学说。这就是医和首推的"六气致病"之说，以后被逐渐发展形成中医的风、寒、暑、湿、燥、火学说，成为中医理论体系的重要组成部分。

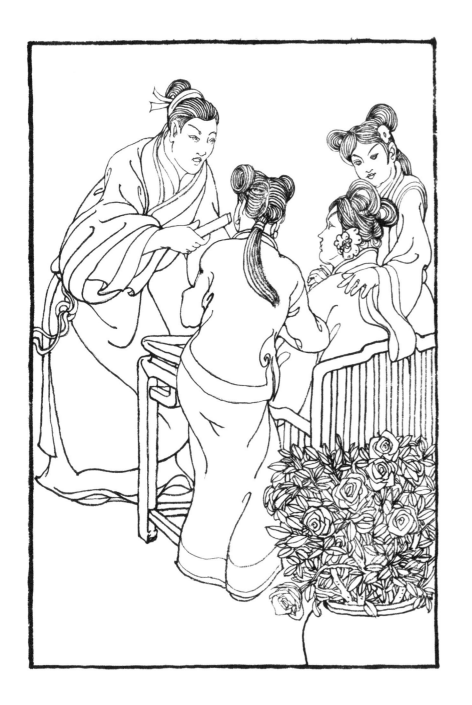

张从正志惊邪

　　张从正，字子和，金元时期睢州考城县（今河南兰考县）人。十余岁时，张从正就跟随父亲学医，他博览医书，深究医理。张从正二十余岁便悬壶应诊，中年时即成一方名医，善用汗、吐、下三法，著《儒门事亲》，被誉为"攻邪派"。

　　一天，江南有一个名叫卫德新的商人携妻子外出游玩，旅中宿于楼上。夜遇盗窃人火烧旅店，其妻惊醒，只见旅店房舍烟火熏绕，吓得从床上滚跌在地，目光呆滞，不省人事。待火灭，她依旧神志恍惚。自旅馆归家后，其妻每闻有响，则惊倒不醒，疑有盗贼暗算。求医来诊治的医生多用人参、珍珠、柏仁、远志、龙骨、茯神等药物投服，岁余不痊，病情愈重，家人辈皆蹑足行，莫敢冒触有声。不久，卫德新请来张从正诊治。张从问明病因，细看了前医处方，望神切脉后说道："惊者为阳邪，从外而入；恐者为阴邪，从内而出。惊不知而恐自知，足少阳经络属胆木，此病是因惊而胆气受伤了。"言毕，他令两侍女在其旁牵扶着卫妻的双手，在卫妻坐的椅子前放一个小茶几。张从正嘱咐卫妻注意看小茶几，卫妻两眼紧紧

大师绘·中国经典名著

地盯住了小茶几。忽地，张从正抓起压尺，向茶几猛地一击，怦然巨响，卫妻闻其声大惊，病情复现，恍惚着就要晕倒。张从正笑着对卫妻说："夫人，此乃物之情变，又何必畏惧？"待她心神稍定，张从正又用木块重击长凳，卫妻惊状减轻；又间断重击多次，患者不再惊恐，反转安静。家人奇怪：这是什么治病之法？张从正回答说："《黄帝内经》曰：'惊者平之。'对于因惊恐致病的患者，用平常方法，平息其惊恐心理，以平治惊，以惊治惊，见怪不怪，习惯了自然也就不惊了。这种效果，往往是药物难以取得的。"当天晚上，卫妻告别了累月纠缠的失眠，安然入睡。随后，张从正又再安排家人敲打门窗，拖动家具，卫妻居然也不被闹醒，一觉睡到天明。自此，顽病不药而愈。

张从正临证之时，除能娴熟地运用汗、吐、下三法以外，还善于巧妙地运用"以情易情"的治疗方法。他认为喜、怒、忧、思、悲、恐、惊，这"七情"诱发的疾病各有不同，而"惊者平之"是惊症的治疗要点，必使病者对受惊之事以平常见之而后愈，但治疗过程中，应逐步增大刺激强度，避免突然暴露于受惊环境。

金元四大名医之一的张从正认为"古方不能尽愈今病"。他将疾病产生的病因归于外界邪气的侵袭，比如风寒暑实、水湿痰饮、食滞等，这些一经致病，就应当使其祛除体外。他的一整套攻邪祛病的理论，为中医的治疗学充实了很多丰富的内容。张从正的"食疗补虚"和"情志疗法"更是中医心理治疗学中最具特色的一部分。张从正一生著述颇丰，最著名的有《儒门事亲》，读来也仿佛发生在我们现今的日常生活中。

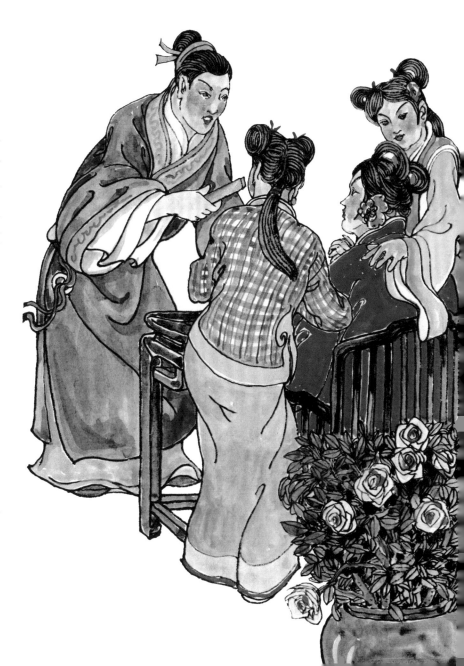

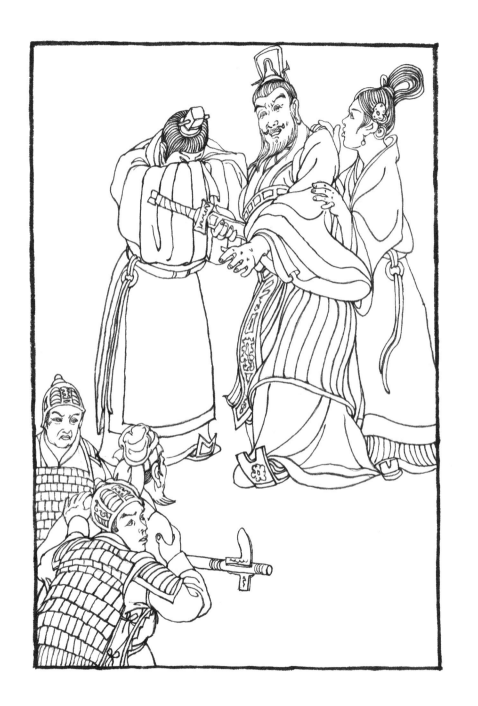

文挚激齐闵王

　　文挚，是战国时期的宋国国都商丘的名医。

　　战国时期齐闵王疾痏，整天愁眉不展，气机不舒畅，多方医治无效，便请宋国名医文挚来诊治。

　　文挚为齐闵王诊察完病情后，对太子说可以治愈齐闵王的病，并预测齐闵王治愈后会将自己杀掉。太子不信，文挚解释道："太子有所不知，大王的病是因为过度忧思引起的。如果不激怒大王，就不能治愈他的病；但如果激怒了大王，那么我又必死无疑！"太子听闻后，立即向文挚拜求道："如果您把父王的病治愈了，我和母后以死护之，父王也一定会相信我们的话，体谅您的良苦用心。请先生不要有后顾之忧！"

　　文挚见太子孝心可嘉，也不好再推辞，回答道："好吧，那就让我冒死为大王治病吧。"于是，文挚和与齐王约定了三天看病的时间，并让太子转告齐闵王，明天文挚会来给他诊病，而且还一定会治愈他的病。但是连续三天，文挚都无故失约。

　　齐闵王勃然大怒，就要派人把文挚抓来杀了。此时，文挚却姗姗而来，既不向齐闵王行礼，也不向齐闵王致歉。更让人生气的是，他连鞋子都不脱，直接踏上了齐闵王的病床，一脚踩在他的衣服上，态度傲慢地询问齐闵王的病情怎么样了。齐闵王气得把头转向旁边，不理文挚。文挚见状，又说："你是个昏君，刚愎自用，骄横跋扈，穷兵黩武，亡无日矣。"

齐闵王没想到文挚非但不道歉，还出言不逊故意地侮辱他，一下子从床上蹦了起来，咆哮道："你竟敢以下犯上！来人啦，把文挚拿下，寡人要把他杀了！不！寡人要把他活煮了！"怒极攻心的齐闵王，气得吐了一大口鲜血，顿时觉得舒服多了。就这样，利用"怒属肝木，肝木能胜脾土之思"的中医学情志相胜原理，文挚不用药就治愈了齐闵王忧思过度导致的痼疾。他运用了人类最基本的情感——喜、怒、悲、忧、思、恐、惊相生相克的原理，是中医史上一个情志疗法的典型范例。

可是，齐闵王还是无法原谅文挚对自己的羞辱。不管太子和王后如何极力为文挚争辩，齐闵王还是觉得有损自己的威信，竟然将文挚投进大鼎里活活煮死了。《吕氏春秋》最后评价说："夫忠于治世易，忠于浊世难。文挚非不知活王之疾而身获死也，为太子行难，以成其义也。"文挚是为成全太子的义而死的。

文挚早就预测到治愈了齐闵王自己就会有性命之忧，但是他并没有逃避，足见其不但医术高超，而且医德高尚。文挚知道要治疗情志受损，就要激怒患者才行。中医情志疗法，就是运用了人类最基本的情感——喜、怒、悲、忧、思、恐、惊相生相克的原理，展示了中医的博大精深。

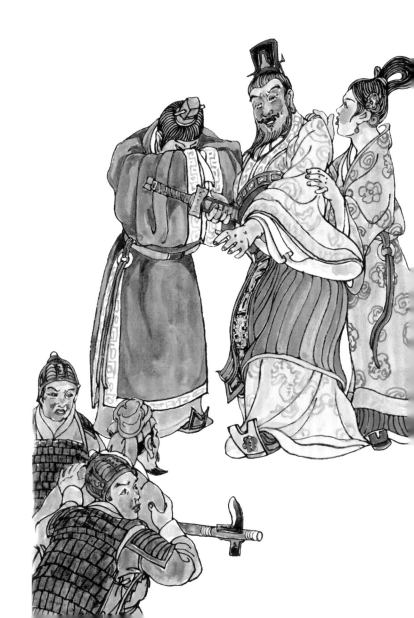

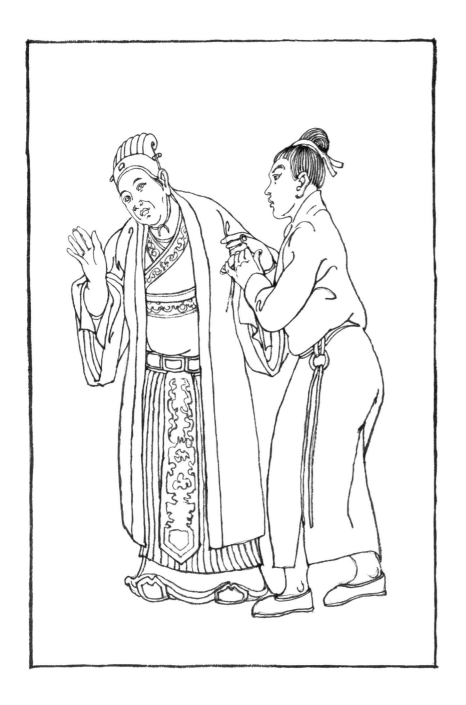

张仲景"咒"王粲

张仲景，名机，字仲景，为南阳涅阳县（今河南省邓州市）人。他是东汉末年著名医学家。张仲景十岁便随张伯祖学医，"勤求古训"，"博采众方"，"考校以求验"，一丝不苟。

"建安七子"之一的王粲（字仲宣）和张仲景交往密切。张仲景观王粲面气不祥，隐藏着可怕的"疬疾"的病源，留下了药方和警世名言："君有病，唯服汤药五石散可治，否则四十当眉落，眉落半年而死。"王粲讳疾忌医误以为是诅咒，三日后二人见面，便推脱自己已服药，张仲景叹息道："病之肌里，将服药，方可平和，君面色依旧不详，并未吃药，未免把自己性命看得过于草率。"王粲当即应下回去便服用，此后躲之愈甚。

又过了不久，在当地怀才不遇的王粲归附了曹操，自此和张仲景再也没见面。

20 年后噩耗传来，如张仲景预测那样，王粲眉毛果然脱落，眉毛脱落后"一百八十七日而死"，年仅四十一岁。

公元 210 年，张仲景写成了《伤寒杂病论》，被奉为"医

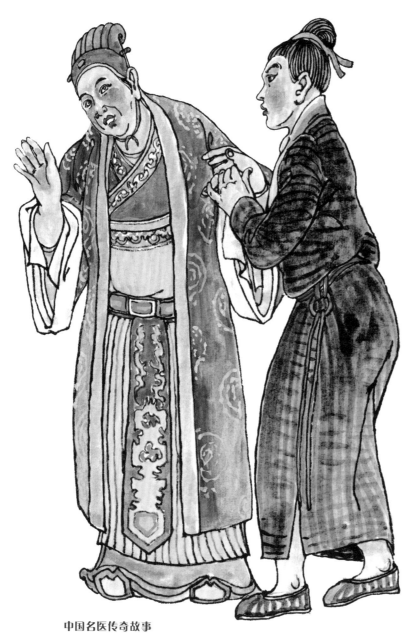

经"。这是人类医药史上第一部"理、法、方、药"完备的医学典籍，在今天依然是中医的支柱理论。它确立的"辨证论治"原则，是中医的灵魂所在。张仲景将此书公开供其他医生参照，在那个医术"传内不传外"的时代，是非常伟大的行为。

《伤寒杂病论》的序中有这样一段话："医者仁心，上以疗君亲之疾，下以救贫贱之厄，中以保生长全，以养其身。"张仲景的医书在今天依然是中医的支柱理论。张仲景用一生实践了"行医一时，鞠躬一生；不求闻达，但求利人"的高尚情怀，他被后人尊称为"医中之圣，方中之祖"。

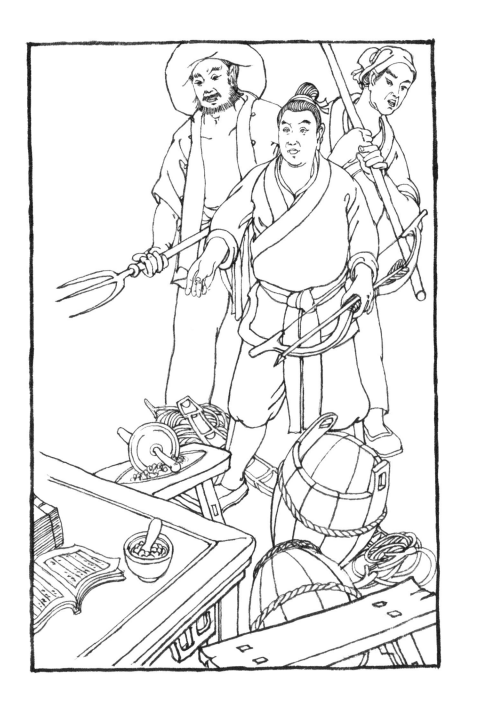

刘涓子的鬼遗方

　　刘涓子，晋朝末年彭城（今江苏省徐州市）人。他曾任彭城内史，擅医学，尤精外科方术，随宋武帝刘裕北征，用方制药，万无一失。

　　时值南北分裂，千里狼烟起，外伤多生，征人共生死。军医刘涓子出门射猎兼采药，往往满载而归。一日黄昏，山岭突现庞然大物，高约两丈，雾起似天黑，刘涓子大惊，匆忙射出一箭，正中怪物，怪物争着越岭而逃。刘涓子孤身一人不敢妄自追击，随即下山，决定明天带弟子过来，一探究竟。

　　翌日晨，刘涓子率门徒子弟数人，寻至山下觅怪物踪迹，见稚童溪边双手提罐取水。问何故取水，小儿答："我主昨夜被刘涓子射伤，担水清创。"刘涓子听小儿说主人是被自己所射伤，心头一震，想到了昨晚的场景，不禁追问道："你家主人叫什么名字？""我家主人名叫黄父鬼。"小儿说完，挑起水头也不回地走了。

　　刘涓子携弟子随小儿在山林中辗转曲折地走了一段小路，看到小儿来到一处小屋前，此时从屋内传出来捣药的声音。

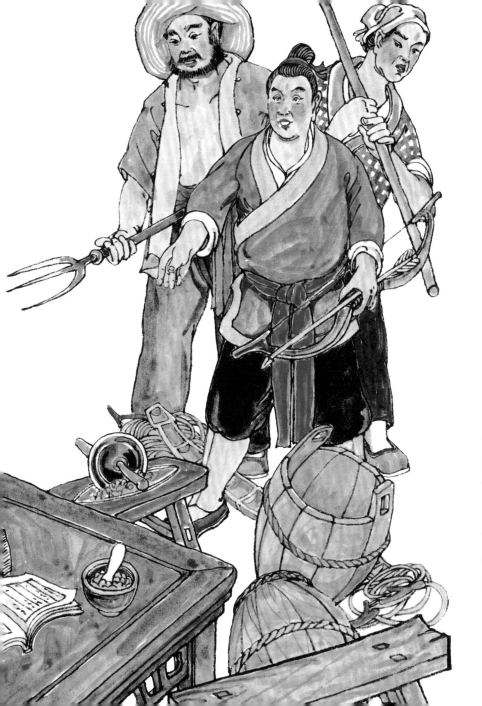

小儿打开柴门，刘涓子放眼望去，隐约见屋内有三人。刘涓子与弟子悄悄地冲到屋外，高喊"黄父鬼"！黄父鬼认出了刘涓子，带着其他人就仓皇逃走了，只见屋内桌子上留下来一套书和一臼药。这套被黄鬼父遗留下来的方书，被刘涓子命名为《鬼遗方》，亦称《神仙遗方》。

后来，刘涓子运用书中的方药，为军士疗伤，专治战场中被金刃所创者。"有被创者，以药涂之，随手而愈。"

托鬼神怪异，冀以取重于后人，是时风气使然。南北朝服石之风盛行，引发痈疽、皮肤溃烂等病症频发。治痈疽疮肿应采取灸刺法，《鬼遗方》中的消、托、补三大治疗原则，借神仙鬼怪之口，更易被大众接受。

刘涓子对痈疽以辨证治疗为主，书中所记载的有治疗外伤、痈疽、疮疖、皮肤病等的 140 多个处方，有桴鼓之效。所载非虚、效验非常，才是《鬼遗方》真正流传下来，并且开创中医外科典籍之先河的原因。

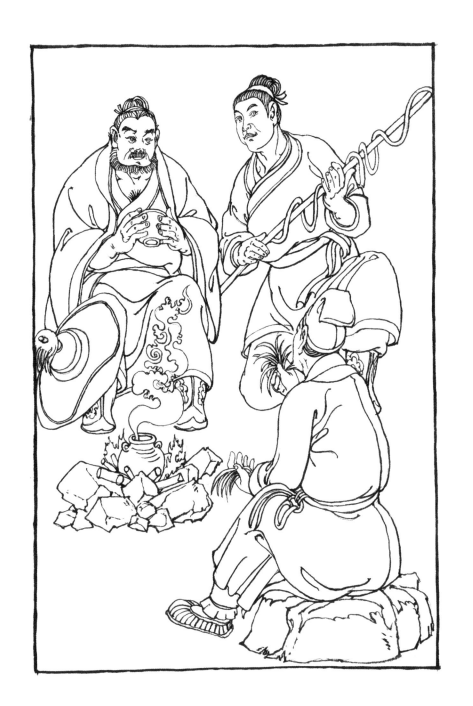

李时珍修本草

　　李时珍，字东璧，晚年自号濒湖山人，是明朝湖北蕲州（今湖北黄冈市蕲春县）人。李时珍出生于医生世家，也曾参加科考，但屡试不第，遂弃儒从医。

　　李时珍二十岁那年，蕲州洪水刚过，瘟疫开始蔓延，李时珍和父兄一道没日没夜地救护着病人。这天，李时珍正在诊病，突然一帮人拉着一个江湖郎中涌进诊所。为首的年轻人愤愤地叫道："我爹吃了这家伙开的药，病反倒重了。我去找他评理，他硬说药方没错。"说着就把煎药的药罐递了过来。李时珍抓起药渣，仔细闻过，又放在嘴里嚼嚼，自言自语道："这是虎掌啊！"那江湖郎中一听"虎掌"，慌忙分辩说："我绝对没开过这味药！"李时珍说道："这是古医书上的错误。就以《日华本草》的记载来说，就把漏篮子和虎掌混为一谈了。""对，我开的就是漏篮子！"江湖郎中急急地应和着。"是啊，药铺有医书为据，打官司也没用。"众人慨叹了一阵，只得把江湖郎中给放了。不久，一位医生为病人用了一味叫防葵的药，病人服药后很快就死了。还有一个身体虚弱的人，吃了医生开的一味叫黄精的补药，也莫名其妙地送了性命。原来，几种古药书都把防葵和狼毒、黄精和钩吻说成是同一药物。而狼毒、钩吻毒性都很大，人吃了怎能不送命呢？这一件件药物误人的事，在李时珍心中激起巨大的波澜。古医药书籍中蕴含着丰富的知识和宝贵的经验，但也存在着不少漏误。若不及早订正，轻者会耽误治病，重者就会害人性命了。

于是，李时珍立志要重编药书。

明世宗嘉靖三十年（1551年），李时珍被征召成为医官。他研读了《黄帝内经》《神农本草经》《伤寒论》《金匮要略》等古典医籍，同时对各地药材的形态、特

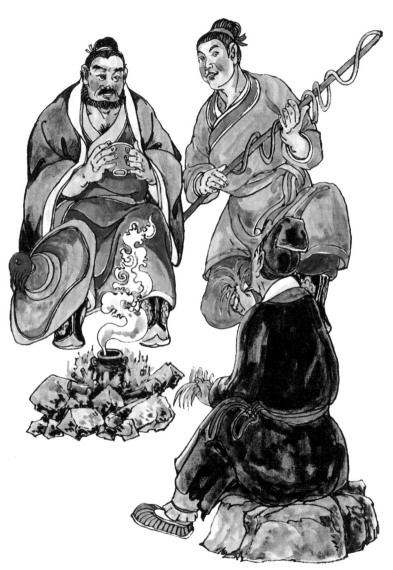

性、产地都加以记录。过了一年左右，李时珍为了修改本草书，便借故辞职了。在回家的路上，李时珍遇见几个替官府赶车的马夫，围着一个小锅，煮着连根带叶的野草。李时珍就上前询问，马夫告诉他说："这野草原名叫'鼓子花'，又叫'旋花'，赶车人整年累月地在外奔跑，损伤筋骨是常有之事，如将这野草煮汤喝了，就能舒筋活血。"李时珍就将旋花有"益气续筋"之用的经验记录了下来。此事使李时珍意识到，修改本草书必须到生活实践中去探访，才能有所发现。为了彻底弄清草药的药性，李时珍居无定所、风餐露宿，他几乎是以"神农尝百草"的方式对待每味草药，甚至几次中毒，九死一生。

在六十岁时，"药圣"李时珍终于完成了参考历代医药等方面书籍925种、三易其稿、记载药物1900余种、增药374种、分为16部、合成52卷、共190多万字的《本草纲目》。首标正名为纲，余各附释为目，次以集解详其出产、形色，又次以气味、主治附方。他以一己之力用医书挽救了无数人的生命，福绵万世，吾辈荫生。

图书在版编目（CIP）数据

中国名医传奇故事 / 程十发，程多多绘画 ；张载义
文 ；姜华改编. -- 上海 ：上海人民美术出版社，
2023.1

（大师绘·中国经典名著）

ISBN 978-7-5586-2464-3

Ⅰ.①中… Ⅱ.①程… ②程… ③张… ④姜… Ⅲ.
①儿童故事-图画故事-中国-当代 Ⅳ.①I287.8

中国版本图书馆CIP数据核字（2022）第194267号

中国名医传奇故事（大师绘·中国经典名著）

绘　　　画：程十发　程多多

撰　　　文：张载义

改　　　编：姜　华

策　　　划：卢　卫

责任编辑：卢　卫　潘志明

特约编辑：黄　勇　施晓璘　陈诗若

图片拍摄：戎鸿杰

排版设计：徐才平

技术编辑：史　湧

出版发行：上海人民美術出版社

　　　　　　（地址：上海市闵行区号景路159弄A座7楼）

印　　　刷：上海颛辉印刷厂有限公司

开　　　本：787×1092　1/16　5.5印张

版　　　次：2023年5月第1版

印　　　次：2023年5月第1次

书　　　号：978-7-5586-2464-3

定　　　价：128.00元

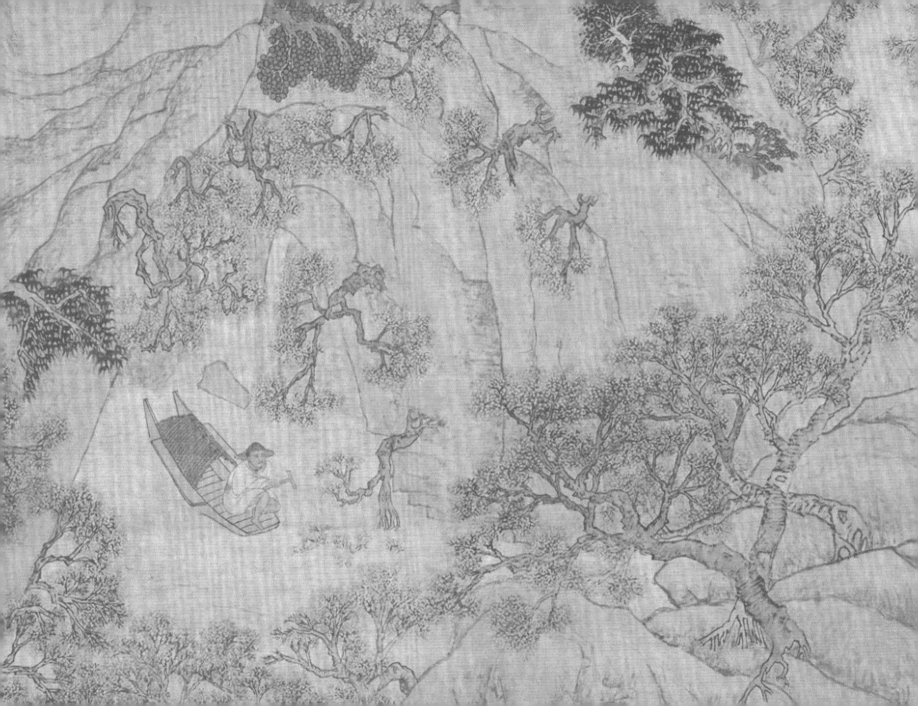

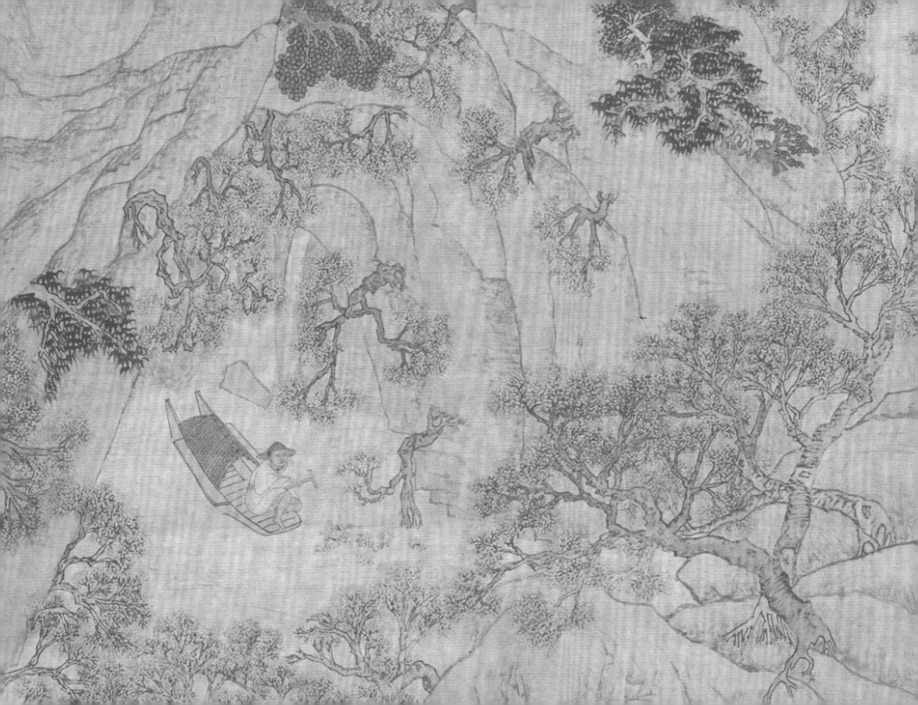